中国康复医学会"康复医学指南"丛书

重症康复指南

主　　编　宋为群　张　皓
副 主 编　黄　怀　陆　晓　倪莹莹
　　　　　孙强三　万春晓　武　亮　张兆波
常务编委　舒　彬　林　松　吴东宇　陈红霞

人民卫生出版社
·北京·

图书在版编目（CIP）数据

重症康复指南 / 宋为群，张皓主编 . —北京：人
民卫生出版社，2020.11（2023.6 重印）
ISBN 978-7-117-30718-5

Ⅰ.①重…　Ⅱ.①宋…　②张…　Ⅲ.①险症-康复医
学　Ⅳ.①R459.7②R49

中国版本图书馆 CIP 数据核字（2020）第 198480 号

人卫智网　www.ipmph.com	医学教育、学术、考试、健康，	
	购书智慧智能综合服务平台	
人卫官网　www.pmph.com	人卫官方资讯发布平台	

重症康复指南
Zhongzheng Kangfu Zhinan

主　　编：宋为群　张　皓
出版发行：人民卫生出版社（中继线 010-59780011）
地　　址：北京市朝阳区潘家园南里 19 号
邮　　编：100021
E - mail：pmph @ pmph.com
购书热线：010-59787592　010-59787584　010-65264830
印　　刷：北京盛通商印快线网络科技有限公司
经　　销：新华书店
开　　本：787 × 1092　1/16　　**印张：**10
字　　数：250 千字
版　　次：2020 年 11 月第 1 版
印　　次：2023 年 6 月第 3 次印刷
标准书号：ISBN 978-7-117-30718-5
定　　价：69.00 元

打击盗版举报电话：010-59787491　E-mail：WQ @ pmph.com
质量问题联系电话：010-59787234　E-mail：zhiliang @ pmph.com

编者（按姓氏笔画排序）

万春晓（天津医科大学总医院）

马丽丽（淄博市中心医院）

王茂斌（首都医科大学宣武医院）

王德生（黑龙江省康复医院）

尹　勇（云南省第二人民医院）

包　译（云南省第二人民医院）

边仁秀（浙江大学医学院附属杭州邵逸夫医院）

刘延明（淄博市中心医院）

闫金玉（内蒙古医科大学第二附属医院）

许晓冬（宁夏回族自治区人民医院）

孙强三（山东大学第二医院）

李世英（邯郸市中心医院）

李百强（中国人民解放军东部战区总医院）

李剑锋（北京市第二康复医院）

吴东宇（中国中医科学院望京医院）

吴军发（复旦大学附属华山医院）

沈丹彤（中国人民解放军南部战区总医院）

宋为群（首都医科大学宣武医院）

张　卉（北京小汤山医院）

张　旭（中国中医科学院望京医院）

张　明（淄博市中心医院）

张　皓（中国康复研究中心北京博爱医院）

张一清（南京医科大学第一附属医院）

张兆波（淄博市中心医院）

陆　晓（南京医科大学第一附属医院）

陈　真（上海市第一康复医院）

陈红霞（广东省中医院）

武　亮（北京小汤山医院）

林　松（南京市第一医院）

周建菊（遵义市第一人民医院）

3

郑亚国（南京市第一医院）

官昌伦（遵义市第一人民医院）

姜永梅（大连医科大学附属第二医院）

夏　玲（淄博市中心医院）

倪　隽（福建医科大学附属第一医院）

倪莹莹（广东三九脑科医院）

黄　怀（中国人民解放军南部战区总医院）

舒　彬（重庆医科大学附属大学城医院）

曾凡硕（山东大学第二医院）

谢秋幼（南方医科大学珠江医院）

中国康复医学会"康复医学指南"丛书
序言

　　受国家卫生健康委员会委托,中国康复医学会组织编写了"康复医学指南"丛书(以下简称"指南")。

　　康复医学是卫生健康工作的重要组成部分,在维护人民群众健康工作中发挥着重要作用。康复医学以改善患者功能、提高生活质量、重塑生命尊严、覆盖生命全周期健康服务、体现社会公平为核心宗旨,康复医学水平直接体现了一个国家的民生事业发展水平和社会文明发达程度。国家高度重视康复医学工作,近年来相继制定出台了一系列政策文件,大大推动了我国康复医学工作发展,目前我国康复医学工作呈现出一派欣欣向荣的局面。康复医学快速发展迫切需要出台一套与工作相适应的"指南",为康复行业发展提供工作规范,为专业人员提供技术指导,为人民群众提供健康康复参考。

　　"指南"编写原则为,遵循大健康大康复理念,以服务人民群众健康为目的,以满足广大康复医学工作者需求为指向,以康复医学科技创新为主线,以康复医学技术方法为重点,以康复医学服务规范为准则,以康复循证医学为依据,坚持中西结合并重,既体现当今现代康复医学发展水平,又体现中国传统技术特色,是一套适合中国康复医学工作国情的"康复医学指南"丛书。

　　"指南"具有如下特点:一是科学性,以循证医学为依据,推荐内容均为公认的国内外最权威发展成果;二是先进性,全面系统检索文献,书中内容力求展现国内外最新研究进展;三是指导性,书中内容既有基础理论,又有技术方法,更有各位作者多年的实践经验和辩证思考;四是中西结合,推荐国外先进成果的同时,大量介绍国内开展且证明有效的治疗技术和方案,并吸纳中医传统康复技术和方法;五是涵盖全面,丛书内容涵盖康复医学各专科、各领域,首批计划推出 66 部指南,后续将继续推出,全面覆盖康复医学各方面工作。

　　"指南"丛书编写工作举学会全体之力。中国康复医学会设总编写委员会负总责,各专业委员会设专科编写委员会,各专业委员会主任委员为各专科指南主编,全面负责本专科指南编写工作。参与编写的作者均为我国当今康复医学领域的高水平专家、学者,作者数量达千余人之多。"指南"是全体参与编写的各位同仁辛勤劳动的成果。

　　"指南"的编写和出版是中国康复医学会各位同仁为广大康复界同道、

为人民群众健康奉献出的一份厚礼，我们真诚希望本书能够为大家提供工作中的实用指导和有益参考。由于"指南"涉及面广，信息量大，加之编撰时间较紧，书中的疏漏和不当之处在所难免，期望各位同仁积极参与探讨，敬请广大读者批评指正，以便再版时修正完善。

衷心感谢国家卫生健康委员会对中国康复医学会的高度信任并赋予如此重要任务，衷心感谢参与编写工作的各位专家、同仁的辛勤劳动和无私奉献，衷心感谢人民卫生出版社对于"指南"出版的高度重视和大力支持，衷心感谢广大读者对于"指南"的关心和厚爱！

百舸争流，奋楫者先。我们将与各位同道一起继续奋楫前行！

中国康复医学会会长

方国恩

2020 年 8 月 28 日

中国康复医学会"康复医学指南"丛书
编写委员会

7

中国康复医学会"康复医学指南"丛书

目录

30. 精神疾病康复指南	主编	贾福军		
31. 生殖健康指南	主编	匡延平		
32. 产后康复指南	主编	邹 燕		
33. 疼痛康复指南	主编	毕 胜		
34. 手功能康复指南	主编	贾 杰		
35. 视觉康复指南	主编	卢 奕		
36. 眩晕康复指南	主编	刘 博		
37. 听力康复指南	主编	周慧芳		
38. 言语康复指南	主编	陈仁吉		
39. 吞咽障碍康复指南	主编	窦祖林		
40. 康复评定技术指南	主编	恽晓萍		
41. 康复电诊断指南	主编	郭铁成		
42. 康复影像学指南	主编	王振常		
43. 康复治疗指南	主编	燕铁斌	陈文华	
44. 物理治疗指南	主编	王于领	王雪强	
45. 运动疗法指南	主编	许光旭		
46. 作业治疗指南	主编	闫彦宁	李奎成	
47. 水治疗康复指南	主编	王 俊		
48. 神经调控康复指南	主编	单春雷		
49. 高压氧康复指南	主编	潘树义		
50. 浓缩血小板再生康复应用指南	主编	程 飚	袁 霆	
51. 推拿技术康复指南	主编	赵 焰		
52. 针灸康复技术指南	主编	高希言		
53. 康复器械临床应用指南	主编	喻洪流		
54. 假肢与矫形器临床应用指南	主编	武继祥		
55. 社区康复指南	主编	余 茜		
56. 居家康复指南	主编	黄东锋		
57. 心理康复指南	主编	朱 霞		
58. 体育保健康复指南	主编	赵 斌		
59. 疗养康复指南	主编	单守勤	于善良	
60. 医养结合康复指南	主编	陈作兵		
61. 营养食疗康复指南	主编	蔡美琴		
62. 中西医结合康复指南	主编	陈立典	陶 静	
63. 康复护理指南	主编	郑彩娥	李秀云	
64. 康复机构管理指南	主编	席家宁	周明成	
65. 康复医学教育指南	主编	敖丽娟	陈健尔	黄国志
66. 康复质量控制工作指南	主编	周谋望		

前言

随着我国康复医学专业的快速发展和其他临床医学专业人员对于康复医学认识的逐步加深，近些年来，康复干预已经不局限于病情完全稳定的伤病恢复期和后遗症期，早期康复，特别是重症患者的早期康复越来越受到重视，需求不断增大。然而，我国目前尚缺乏重症康复规范方面的专业书籍，使得其在临床实践中仍存在过于保守、延迟或对于风险估计不足两方面的问题。为此，在中国康复医学会的统一部署下，中国康复医学会重症康复专业委员会承担了"康复医学指南"丛书中《重症康复指南》的编写工作。该指南由宋为群、张皓担任主编，我国著名康复医学泰斗王茂斌教授亲自指导并参与了第一章绪论的撰写。倪莹莹、张皓负责第二章神经重症康复指南，黄怀、武亮负责第三章呼吸重症康复指南，陆晓、林松负责第四章心脏重症康复指南，孙强三负责第五章重症相关肌骨问题康复指南，万春晓负责第六章重症相关营养问题康复指南，张兆波负责第七章重症相关疼痛康复指南，吴东宇负责第八章重症精神障碍康复指南的编写组织工作。各编写组在尽可能搜集可靠证据的基础上反复讨论写出初稿，再经过组间互审、修改，最终成稿，希望能够为国内同道开展重症康复工作提供有益的参考。由于我们水平有限，本书难免存在不足之处，望得到广大读者的谅解。相信今后随着此项工作的深入开展，《重症康复指南》将不断完善，为推动中国康复医学事业的发展做出更大的贡献。

目录

第一章 绪 论

第一节 重症康复医学的发展现状

近年来,预防 - 保健 - 治疗 - 康复"四位一体"的医学新模式已逐渐为人们所熟知,但相当一部分医学业内人士仍然抱有"没有疾病或损伤时是保健医学和预防医学的事,有病或损伤时是治疗医学的事,治疗后的功能障碍或残疾是康复医学的事"的观念。随着现代医学特别是康复医学的发展,康复与治疗已不再是医疗程序上"时间的延续",而应当是同时"叠加"的两个不可分割的部分。而涉及到重症、疑难、复杂和少见疾病或损伤的急性期,特别是在重症监护阶段,康复医学要不要介入?能不能介入?学术界一直存在不同的看法。似乎康复医学与急性期重症、疑难、复杂的临床医学没有什么关系,它只是"与后遗症或残疾相关的医学"。

20 世纪 80 至 90 年代,世界卫生组织强调:医学并不是单纯的"治病的科学",而应当是"维护健康的科学",并且为此特别在 2001 年发布了与国际疾病分类(International Classification of Disease, ICD)平行的国际功能、残疾和健康分类(International Classification of Functioning, Disability and Health, ICF),要求整个"医疗活动"自始至终都要围绕着"身体功能和结构""活动"和"参与"这三项"功能"的提高来评定"医学的功能后果"。

现代医学的快速和巨大的进展(如微创医学、分子 - 基因医学、替代医学、重症医学、人工智能等),已经可以使众多急性期的重症、疑难、复杂和少见的疾病或损伤患者的生命得以挽救。例如,各重要脏器的移植手术后或各种原因造成的功能衰竭、严重的感染性疾患、重症的中枢神经损伤后的昏迷 - 植物状态、重要的肢体丧失等的抢救成功率都有了极大的提高。各种现代、新型的医疗基础理论、医疗技术手段层出不穷。但是,这些患者"保住了性命"而需要较长时间的最终的功能改善(或者说减少残疾、提高生存质量),不可能都停留在急性期的重症监护室(intensive care unit, ICU)或急性期的医疗机构中。因为这不符合卫生经济学的基本原则。在发达国家,早期(甚至超早期)的康复处理早在 20 世纪末期,就以不同方式深入到医院各科室的临床工作中了。例如,急性心肌梗死患者一般经过 1~2 周的临床 + 康复处理即出院,4~6 周大部分患者即恢复日常生活自理甚至恢复职业性活动;脑卒中患者绝大多数在 3~5 天内即开始接受康复处理,即使还是昏迷或植物状态下。而康复处理深入到临床 ICU 中也基本成为"常规"。这样的医学处理方式取得了不错的效果。

近年来,这种及早开始的重症、疑难、复杂和少见疾病或损伤的康复介入在我国也开始得到认可和重视。康复早期深入临床科室或大型综合医院康复医学科中设立重症康复处理单元(intensive rehabilitation care unit, IRCU),至少是请康复医学科专科医师会诊或请康复治疗师进行床边康复处理等形式都很常见了。这不仅可能大大缩短临床科室的平均住院日,节约医疗资源,还可以大大提高患者的功能恢复速度和水平。与此同时,也将大大提升我们康复医学科的学科水平和学术水平。

但是,作为大型综合医院的康复医学科或大型康复医院,如何将康复医学的工作与传统临床医学 ICU 的工作或重症医学紧密地结合起来，仍有很多需要探讨的地方。这里不是不要基层一般层次上的康复处理，毕竟那是康复医学的重要阵地。但是如果不在大型医院中承担急性期、重症、疑难、复杂和少见疾病或损伤的临床康复工作，不能与相应的临床科室密切配合，那么就很难满足医院临床工作的需求和使患者获得最大的功能后果和最高的生活质量，也很难提高我们现代康复医学的学术水平，最大程度地"维护健康"也就无从说起。毫无疑问，这对于临床专科康复医师来说，学术上的要求也就更高了，而且这还需要对于社会效益、经济效益、学术效益以及可复制性进行深入的探讨。

近四十年来，在国家和卫生部的大力指导下，我国的康复医学从无到有、从小到大，已经开始跻身于现代国际康复医学界之林。在医疗改革的推动下，许多大型康复医疗机构（大型综合医院、大型康复医院）都已经或正在开展急性期重症临床康复工作，中国康复医学会和许多省市康复医学会也先后成立了"重症康复专业委员会"，能够从事重症康复工作的、技术比较过硬的临床型专科康复医师队伍正在形成；一些传统临床科室的专家也开始重视早期的、重症的康复医疗工作；一个跨学科的医学概念和医学模式正在形成。那么，我们能否创新，闯出一条适合我国国情的康复医学，特别是重症康复医学发展之路呢？

在"防 - 治 - 康三结合"和"中西医结合"的大方针指导下，让我们抓住现代康复医学发展的黄金机遇期，努力把我国的现代康复医学推向新的台阶。相信我们在新时代里，一定会创造出属于我们自己的现代康复医学发展之路！

（王茂斌）

第二节　重症患者的康复需求及康复原则

危重症医学的迅速发展使得重症患者的救治成功率不断提高，但是很多患者存留严重的运动、认知、情感、言语等功能障碍，导致日常生活能力和社会参与能力大大受限，且随着人口老龄化和重症治疗需求的增多，此类患者数量逐年增加，导致其家庭和社会均面临严重的负担。因此降低重症患者的死亡率已不再是唯一目标，而如何改善其功能状态、提高生存质量逐渐成为被关注的焦点。近些年来，ICU 救治已不再局限于专科病患，更多患者由于其复杂综合病症涉及多个学科，对于二级医院以上的综合 ICU 的大部分危重患者而言，康复医学可以参与的工作范围及内容也在不断开拓，促使康复医学向细化的亚专科方面发展，重症康复是重要发展方向之一。

《美国医学会杂志》(*The Journal of the American Medical Association*, JAMA) 和英国的《柳叶刀》(*The Lancet*) 等杂志先后发表文章指出 ICU 患者在抢救生命之后存在的三大问题：躯体问题 (physical)、认知问题 (cognitive) 和精神问题 (mental)。近期，相关专家讨论后将这一系列问题定义为 ICU 后综合征 (post-intensive care syndrome, PICS)。ICU 患者长期卧床可能会增加 ICU 获得性肌无力 (ICU-acquired weakness, ICU-AW) 的可能，增加谵妄状态等的发生，延长机械通气的持续时间，延长 ICU 停留和住院时间，而以上这些并发症会导致患者运动功能及认知功能障碍，并可能在 ICU 出院后持续存在。早期重症康复以改善患者功能障碍为核心，以提高患者生活质量为目标，最大限度地维持和改善患者重症期间的功能。多项研究表明，对重症患者进行早期活动性康复治疗可改善患者肢体功能，降低谵妄等异常精神状态的程度及持续时间，降低机械通气持续时间，降低 ICU 住院天数等。

一、常见危重症救治的遗留问题

（一）躯体问题

重要脏器受损，特别是神经系统、呼吸系统和心血管系统的严重病变以及各类大型手术后的患者构成了接受 ICU 救治对象的主体。我们应该认识到，上述脏器的功能，并不能随着病因的去除而自然恢复，特别是当幸存患者希望躯体的功能可以满足正常生活所需时，会发现仅凭恢复期所进行的康复训练，往往在耗费了大量的时间和精力以后，恢复的程度仍然不能使其获得满意的生存质量。

另一方面，因各类伤病进入 ICU 接受救治的患者，深静脉血栓形成，心肺功能障碍，ICU 获得性肌无力，关节僵硬和疼痛等常见并发症亦会对他们造成难以忍受的痛苦，可能会延长其使用机械通气的时间和在 ICU 住院的时间，甚至危及生命，而这些并发症除了与其原发病存在一定关联以外，通常在很大程度上与卧床和缺乏必要的运动有关。

（二）认知问题

认知障碍是神经系统和非神经系统原发疾患重症患者均可出现的、在 ICU 期间最常见的症状之一，有时可持续数月至数年，甚至可永久存在，严重影响患者的生活质量和重返社会的能力。ICU 期间的急性认知功能障碍主要表现为谵妄，即一过性的意识与认知（定向）障碍，而出院后的认知障碍则多表现为记忆力减退、注意力难以集中和保持以及执行功能障碍等。深刻了解认知障碍出现的机制，进行预防和早期活动性康复治疗，会在很大程度上改善患者的认知功能和生存质量。虽然认知康复应该能够更直接地改善患者的认知功能，但目前在 ICU 尚未广泛开展，仍需探讨可行的康复方案并进行相应的临床研究。

（三）心理问题

经过 ICU 救治得以幸存的患者常常面临许多严重的精神心理问题，主要来自疾病本身以及与之相关的生理功能障碍和抢救过程的刺激，约有 55% 的 ICU 转出患者会出现创伤后应激障碍、焦虑、抑郁等情况，不仅影响患者自身全面康复的进程，同时会降低患者家庭整体的生活质量。因此，无论是康复医学专业还是其他相关专科的医护人员，都需要关注 ICU 患者的心理健康，正确认识患者创伤后应激障碍等精神心理问题的具体原因，从 ICU 救治阶段即开始采取措施进行预防，将病痛、环境和各类侵入性医疗护理操作对患者的精神损害降到最低，佐以合理的药物使用和心理疏导，促进患者更好地配合包括康复训练在内的各种治疗，尽早回归正常的家庭和社会生活。

二、重症康复的原则

为了促进患者的恢复进程，减轻危重症幸存者躯体及精神、心理方面的遗留问题，重症康复应遵循总的原则是：

1. 安全第一，严格掌握康复治疗的适应证、禁忌证以及开始和终止康复治疗的时机。

2. 在尽可能完善相关康复评定的基础上，制订个体化的康复治疗方案。

3. 开展早期、全面的康复治疗，但不可妨碍危重症的救治。

4. 以提高患者的生存质量为目标，积极协调多学科共同参与。

总之，重症康复的目标是通过及时的、个体化的早期康复治疗，尽可能恢复受损脏器的功能，减少相关并发症的发生，缩短重症患者的机械通气时间、ICU 住院时间及总住院时间，改善整体功能状态，尽最大可能帮助患者获得较为满意的生存质量。事实证明，科学、合理的早期重症康复治疗在 ICU 中的应用是安全、可行的,当然,对于不同疾患的重症康复治疗规范,各国都还处于不断探索和完善中,康复治疗的效果亦有待更大样本、更多角度的临床研究去做进一步的证实。

(宋为群)

参 考 文 献

[1] P. E. Morris, M. J. Berry, D. C. Files, et al. Standardized Rehabilitation and Hospital Length of Stay Among Patients With Acute Respiratory Failure: A Randomized Clinical Trial [J]. JAMA, 2016, 315 (24): 2694-2702.

[2] W. D. Schweickert, M. C. Pohlman, A. S. Pohlman, et al. Early physical and occupational therapy in mechanically ventilated, critically ill patients: a randomised controlled trial [J]. Lancet, 2009, 373 (9678): 1874-1882.

[3] M. Moss, A. Nordon-Craft, D. Malone, et al. A Randomized Trial of an Intensive Physical Therapy Program for Patients with Acute Respiratory Failure [J]. Am J Respir Crit Care Med, 2016, 193 (10): 1101-1110.

[4] D. M. Needham, J. Davidson, H. Cohen, et al. Improving long-term outcomes after discharge from intensive care unit: report from a stakeholders' conference [J]. Crit Care Med, 2012, 40 (2): 502-509.

[5] E. Fan, F. Cheek, L. Chlan, et al. An official American Thoracic Society Clinical Practice guideline: the diagnosis of intensive care unit-acquired weakness in adults [J]. Am J Respir Crit Care Med, 2014, 190 (12): 1437-1446.

[6] J. Barr, G. L. Fraser, K. Puntillo, et al. Clinical practice guidelines for the management of pain, agitation, and delirium in adult patients in the intensive care unit [J]. Crit Care Med, 2013, 41 (1): 263-306.

[7] M. C. Balas, E. E. Vasilevskis, K. M. Olsen, et al. Effectiveness and safety of the awakening and breathing coordination, delirium monitoring/management, and early exercise/mobility bundle [J]. Crit Care Med, 2014, 42 (5): 1024-1036.

[8] A. M. Parker, T. Sricharoenchai, S. Raparla, et al. Posttraumatic stress disorder in critical illness survivors: a meta analysis [J]. Crit Care Med, 2015, 43 (5): 1121-1129.

[9] Robert D. Stevens, Nicholas Hart, Margaret S. Herridge. 重症康复医学:重症监护后的遗留问题及康复治疗 [M]. 陈真,译. 上海:上海科学技术出版社,2018.

第二章

神经重症康复指南

神经重症康复是一个超早期介入的综合康复治疗体系,将重症救治、并发症处置及功能障碍的预防性康复、快速康复有机融合,是提高患者远期生活质量的有效途径。

本章是重症康复指南中的一部分,许多并发症和基础问题,诸如循环、呼吸、精神心理及康复护理等问题,在其他篇章中都已有深入的专业阐述和推荐意见,为了避免重复,我们仅在相关章节中作简要提示,重点关注的是与神经系统病变有直接关联的七个康复问题。

全章共分六节:意识障碍、运动障碍、吞咽障碍、发作性交感神经过度兴奋、神经源性膀胱、胃肠功能异常及营养。写作组资深专家编写前接受集中培训,在参考国内外最新重症及康复医学研究成果、共识及指南的基础上,结合我国国情编写,初稿经小组内互审修改,历时8个月完稿。每一节在概述后对评估、治疗等提出了有循证学证据和实践验证支持的推荐意见,旨在为规范神经重症康复医疗行为提供依据。

第一节　意识障碍康复

随着重症医学的进步,神经重症幸存者增多,慢性意识障碍成为新的医学问题。意识是在大脑数十亿神经元的相互作用中产生的,一旦人的大脑受到严重损伤,与意识相关的组织结构及内环境遭受毁损,就会发生不同类型的意识障碍(disorder of consciousness, DOC)。这些意识障碍可按觉醒和觉知两种元素来描述和分型,昏迷(COMA)、植物状态(vegetative state, VS)、最小意识状态(minimally conscious state, MCS)是本章的重点,为资鉴别,闭锁综合征(locked-in syndrome, LIS)也会提及。

一、概述

(一)名词术语

意识障碍(DOC)这个术语是指一组相关的疾病,包括 COMA、VS、MCS。意识(consciousness)有两个核心要素:觉醒(wakefulness)和觉知(awareness)。觉醒,为意识的层次;觉知,为意识的内容。各种意识障碍可以用这两个要素来描述。

1. 昏迷(COMA)　被定义为一种既缺乏觉知又缺乏觉醒的短程无反应状态。患者对呼唤没有反应,也没有显示出有意识的迹象,观察不到睁眼。药理学诱发的昏迷,如全身麻醉的个体会出现可逆的类似状态。

2. 植物状态(VS)　意识的两个核心要素的分离定义了 VS,即患者从昏迷状态中觉醒,但对自身和周围环境却没有觉知。超过1个月为持续植物状态(persistent vegetative state, PVS)。研究证实,有一部分植物人的大脑可以保留几个高层次的认知功能,包括语言处理和学习能力。这些剩余认知功能可能会重新反映完整但功能环路不相连的皮质模块,这些模块不会产生现象学的意识。由于人们觉得"植物状态"这个词有明显的贬低和歧视,有学者提议,应改为无反应觉醒综合征(unresponsive wakefulness syndrome,UWS)。在许多重要学术活动和文献中为避免混乱,会同时使用 VS/UWS。

3. 最小意识状态(MCS)　被定义为行为证据有限,不一致,但清晰可辨的一种微(最)小意识。有可重复的自我意识的迹象或者对周围环境的认知,但感觉缺陷、言语运动功能障碍或动力减弱导致认知能力表现不足。MCS 可以是暂时的,但也可能表现为一种永久的严重残疾状态。出现功能性交流和/或正确使用物品,即定义为脱离 MCS。

4. 闭锁综合征(LIS)　不属于意识障碍,但由于脑桥腹侧核上运动神经元传出功能丧失,导致四肢及后组颅神经支配区域瘫痪,但不伴有意识和认知障碍。因不能说话,四肢瘫痪,表现极似意识障碍而易被误诊,有必要提出以资区别。

（二）流行病学

虽然意识障碍的神经生理基础正在逐渐被阐明,但在许多国家,包括美国和英国,VS/UWS 的发生率均无精确的统计数据。2002 年,根据美国大型国家登记册中提取的信息,成人和儿童 MCS 的患者估计在 112 000~280 000 人。2013 年,荷兰的一项流行病学研究发现,VS/UWS 患病率在 0.2~6.1/10 万。2015 年,荷兰、比利时多中心昏迷研究团队对荷兰植物状态进行了发病率研究,结果为每 10 万名普通人口中有 0.1~0.2 名住院的 VS/UWS 患者。2015 年,德国确诊的 PVS 患者有 1 500~5 000 人。

（三）病因及病理

导致意识障碍的病因是多样且复杂的,可归纳为创伤性颅脑损伤和非创伤性颅脑损伤。

1. 创伤性颅脑损伤　车祸、外力打击导致的创伤性重型颅脑损伤的机制有:①加速性损伤;②减速性损伤;③挤压性损伤;④旋转性损伤;⑤挥鞭样损伤;⑥传递性损伤;⑦创伤性窒息损伤。以上损伤都会导致血-脑屏障形态、功能、代谢不同程度的损害,通透性增加;颅内压改变,脑水肿甚至脑疝;血流调节机制障碍,血管内皮细胞损害、血管闭塞、灌注减少;钙超载、氧自由基形成、神经递质及代谢紊乱;组织细胞凋亡、软化等一系列病理改变。

2. 非创伤性颅脑损伤　包括:心跳呼吸骤停,癫痫持续状态,大脑缺血缺氧,或神经系统中毒、感染等。以上脑组织损伤均有脑水肿,灌注不良,进一步会出现神经元缺血性改变,脑皮质萎缩,白质脱髓鞘或软化坏死。

（四）临床分型

1. 以觉醒障碍分型

（1）嗜睡(somnolence):表现为病理性持续睡眠状态,可被轻度刺激唤醒并能正确回答提问,或做出各种反应,但当刺激停止后又很快入睡。

（2）昏睡(stupor):仅对强烈的或重刺激可能有短暂的觉醒,对语言无反应或反应不正确,一旦停止刺激就马上陷入昏睡。

（3）昏迷(coma):是严重的意识障碍,患者觉醒状态、意识内容及随意运动严重丧失。根据严重程度又分为浅昏迷、中昏迷和深昏迷。

1）浅昏迷:患者表现为意识丧失,对呼唤无响应,对强烈的疼痛刺激尚可有简单反应,如压眶上缘可出现痛苦表情或躲避动作,腱反射存在,生命体征一般尚稳定。

2）中昏迷:较浅昏迷重。对强烈疼痛刺激无反应,四肢完全处于瘫痪状态,瞳孔反射、角膜反射、吞咽反射及咳嗽反射等明显减弱,腱反射亢进,病理反射阳性,呼吸和循环功能一般尚可。

3）深昏迷:患者眼球固定,瞳孔散大,瞳孔对光反射、角膜反射、咳嗽反射及吞咽反射消失,腱反射消失,病理征消失,生命体征不稳定。

（4）脑死亡（brain death）：是一种不可逆的脑损害,其主要表现为全脑功能丧失,脑循环终止,神经系统不再能维持机体环境的稳定性,自主呼吸消失,脑电图呈直线。

2. 以觉知障碍分型

（1）谵妄状态（delirium）：表现为定向力障碍,注意力涣散,智能情感出现严重紊乱,多伴有激惹、焦虑、恐怖、视幻觉及片段妄想,可间歇性嗜睡或彻夜不睡。

（2）植物状态/无反应觉醒综合征（VS/UWS）：患者双眼睁开,闭合自如,貌似清醒,但思维情感、记忆、意志及言语完全丧失,对自身及外界环境不能理解,肢体无自主运动。

（3）微小意识状态（MCS）：患者是觉醒的,可见有与环境有关的可以辨别、不稳定的、可重复的微小行为表达。

（4）意识模糊（confusion）：又叫意识混浊,是一种较轻的意识障碍。主要包括觉醒和认知两方面的障碍,多见于老年人、缺血性脑卒中、肝肾功能障碍引起的代谢性脑病、精神创伤、营养缺乏等。主要表现为淡漠、嗜睡,对时间定向障碍最明显,其次是地点定向障碍,注意力缺陷,思维错误,有时烦躁不安、出现幻觉、精神错乱。

（5）闭锁综合征（LIS）：不属于意识障碍范畴,但很易和植物状态、微小意识状态混淆。患者觉醒/自发睁眼,失语,四肢瘫痪,保留认知功能,通过眼球上下运动及眨眼来交流。

（五）临床诊断

1. 脑死亡　无觉醒/睁眼,无觉知征象,无呼吸,脑功能（脑干反射）丧失。

2. 昏迷　无觉醒/睁眼,觉知显著减退或消失,对周围事物及声光刺激无反应;随意运动消失;植物神经功能失控,尿失禁;自主呼吸损害,脑干反射损害;无发声。持续时间大于1小时。昏迷程度可不一,详见前述（四）临床分型。

3. 植物状态　认知功能丧失,无意识活动,不能执行指令;保持自主呼吸和血压;有睡眠-觉醒周期;无言语或理解语言;能自动睁眼或刺激下睁眼;无有目的的行为;下丘脑和脑干功能基本保存。持续1月以上,为PVS。

4. 最小意识状态　觉醒/自发睁眼,持续的凝视和视物追踪,波动但可重复的意识行为征象,与所给指令有对应的逻辑关系的行为,与外界环境变化有关的哭笑,物品定位和使用,言语有目的性但无法有效交流。如有功能性交流,会正确使用物品,则属脱离MCS。

5. 闭锁综合征　觉醒/自发睁眼,保留认知功能,通过注视或眼球上下运动来交流,四肢瘫。

二、意识障碍评估

患者颅脑结构的异质性及灌注、代谢、神经化学和电生理异常改变等,都会从不同角度影响意识水平,我们在进行COMA、VS、MCS评估时,应考虑所有的综合影响因素。目前评估意识水平及预后的主要为行为量表测定、多模态影像和电生理检查。

（一）行为量表评定

因大脑结构、功能定位极其复杂,使得意识障碍评估尤其是植物状态和微小意识状态的评估显得十分困难,误诊率达40%左右,慎重选择标准化行为评估工具显得尤其重要。

1. 格拉斯哥昏迷评分（Glasgow coma scale, GCS）　GCS在创伤和急诊处置中使用最广泛。其内容包括觉醒水平、运动功能和语言能力三个部分,总分为3~15分。格拉斯哥昏迷评分最高分为15分,表示意识清楚;12~14分为轻度意识障碍;9~11分为中度意识障碍;

8分以下为昏迷；3分一般预后较差。其对急性期意识水平及预后评估的价值已被大量研究所证明，但对眼外伤、气管切开或使用呼吸机的患者难以评定，因而其准确性受到质疑。

2. 无反应状态整体分级量表（full outline of unresponsiveness，FOUR） 近年研发的FOUR量表，在ICU取代了GCS评估严重脑损伤气管切开/呼吸机辅助呼吸患者。量表包括运动、视觉、脑干反射及呼吸四个部分，总分0~16分。FOUR中，0分代表无脑干反射和呼吸，有助于诊断脑死亡；专门设计的眼球运动指令，有助于检测LIS仅有的眼球垂直运动和眨眼功能，有助于甄别LIS。

3. 昏迷恢复量表-修订（coma recovery scale-revised，CRS-R） CRS-R包括视觉、听觉、运动、言语、沟通和觉醒六个层次排列的亚量表，是对VS与MCS进行诊断、鉴别诊断更为敏感的方法。在一项基于证据的临床实践和研究建议中，专家一致认为，CRS-R具有良好的内容效度、可接受的标准化管理和评分程序，可以作为评估意识障碍（DOC）患者的金标准，其中运动功能亚量表中的"功能性物品使用"，是区分VS与MCS的关键项目。一项前瞻性随机对照研究证实，与非个性化对象相比，个性化功能对象使用，即与自我相关因素的使用（如香烟、棋牌）会影响DOC患者行为评定量表的得分，能更有效地激发患者的反应。尽管如此，患者视听感觉通路和身体的缺陷等影响因素还是会混淆评估的准确性，应综合其他评估方法，识别患者的隐性意识，降低误诊率。

4. 感觉模式评估与康复技术（sensory modality assessment and rehabilitation techniques，SMART） 作为评估脑损伤后意识障碍的工具之一，同时具有治疗技术指引以及长期预后判断的作用。SMART包含非正式和正式评估，非正式部分包括来自家庭和护理人员关于观察到的行为的信息，这个组成部分鼓励家庭和看护者参与，以确保所有的反应都被记录下来并分类。正式评估包括行为观察评估和感觉评估两个部分。首先进行行为观察评估：评估人员安静观察休息中的意识障碍患者的行为情况，重点观察行为表现是反射性、自发性还是目的性的，并且注意其发生的频次；感觉评估共8种形式，包括5种感官模式（视觉、听觉、触觉、嗅觉和味觉），以及运动功能、有意义的交流和觉醒。SMART强调优化评估前环境、长时间的观察评估、评估中纳入家属和照顾团队，以及评估内容的标准化，从而能检测意识障碍患者意识存在的迹象和有意义的反应，能够有效降低意识障碍误诊率。

有研究已证实了在诊断准确性方面进行多种评估的好处。同时必须强调的是，经验丰富并熟悉临床变化的医生经过评分程序培训，重复评估，并加强DOC量表管理，是促进行为学评估诊断准确性的先决条件。

（二）影像学评估

采用不基于行为评估的影像技术捕捉大脑可能存在的意识活动，了解大脑修复及功能重组所必需的颅内结构及代谢环境，有助于判断VS患者是否存在隐性意识和预后，是确定诊疗计划的补充依据。

1. 磁共振成像（magnetic resonance imaging，MRI）和计算机扫描（computed tomography，CT） 一系列研究报告揭示了意识障碍的影像学基本特征。缺血缺氧性脑病导致VS患者脑皮层严重萎缩；无显性原因的意识水平渐进性下降显示是亚急性进展性脑积水；PVS患者仅有单侧大脑软化灶，大部分预后良好，可以恢复意识，而双侧都有软化灶，并且大于5cm者预后很差，很少能完全恢复意识；伴有严重脑干损害者预后极差。大脑意识默认网络（双侧前额区腹、背外侧部、颞顶联络皮质、顶叶内侧面楔前叶、后扣带回、顶下小叶等），脑干、丘脑，脑皮质下神经传导环路等区域严重受损的PVS患者，意识难以恢复。因此，对结构连接的评估具有重要的临床价值,尤其是损伤的结构与觉知功能有关联时。

2. 磁共振波谱(magnetic resonance spectroscopy, MRS)　MRS 是目前能够无创检测活体组织器官能量代谢、生化改变和特定化合物定量分析的唯一方法。通过波普可以观察到 MRI 看似正常的脑区存在胆碱能反应异常或神经元损害。因此,两种技术有很强的互补性,特别是当意识通路的 MRI 影像不能为临床表现做出合理解释时。同时,还可以通过连续观察 MRS 的变化,在一定程度上了解意识障碍发生及演变的机制,尤其是枕顶叶灰质和白质中 N- 乙酰门冬氨酸 / 肌酸比值(N-acetyl asparte/creatine, NAA/Cr),该比值变化和磁共振弥散张量成像与患者的预后存在显著相关性,推荐用于预测 VS、MCS 的结局,为临床确定治疗策略提供帮助。

3. 磁共振弥散张量成像(diffusion tensor imaging, DTI)　DTI 是显示活体脑组织中白质纤维束走行的一种磁共振技术。利用 DTI 可以计算各向异性分数(fractional anisotropy, FA)等指标。FA 的值可以衡量组织中水分子扩散的各向异性指数。使用不同的颜色表示水分子扩散的方向,则可以得到脑白质组织中不同纤维束的走行图。在 DTI 中可以观察到白质纤维束是受压移位,还是受损减少或中断。

在意识障碍患者,有多个脑区和核团的 FA 值发生变化,包括脑桥背侧、大脑脚及半卵圆中心的白质区。将磁共振波谱 NAA/Cr 值和弥散张量成像 FA 值结合在一起预测脑损伤患者的预后,敏感性和特异性分别是 86% 和 97%,明显优于单独运用。通过检测 NAA/Cr 和 FA 值的动态变化可以检测脑创伤患者脑功能恶化或恢复的趋势。

4. 正电子发射断层扫描(positron emission tomography-CT, PET-CT)　PET-CT 可以测量休息时局部脑组织葡萄糖代谢率或局部脑血流量的变化,间接测量神经突触活动。VS 患者脑葡萄糖代谢可下降到正常的 30%~40%。MCS 患者的平均脑活动一般维持在正常的 50%~70%。VS/MCS 患者代谢下降最明显的是楔前叶、后扣带回和颞顶叶交界处。MCS 和 VS 患者区域代谢变化的差异在额顶叶、感觉皮质和运动皮质最为明显。全部或部分额顶叶葡萄糖代谢存在,预示着严重的脑损伤有可能即将恢复,而额顶叶皮层葡萄糖代谢完全抑制就没有脑复苏的象征。PET-CT 结果可作为预测 VS/MCS 意识恢复可能性的参考。

5. 功能性磁共振(functional magnetic resonance imaging, fMRI)　fMRI 可对有隐性意识,即认知 - 运动分离的患者进行识别。可选择性采用主动范式、被动范式及静息态范式进行测试。静息态 fMRI 非常合适 VS/MCS 患者,这项技术不受任务执行和观察带来的差异或偏差的影响,患者在既不给予外部刺激,也不要求刻意思考的情况下测量其自发脑功能,通过考察其脑区间自发血氧水平依赖(blood-oxygen-level dependent, BOLD)信号来推测相关性神经活动的同步性(即功能连接)。VS/MCS 患者默认网络内部的功能连接是受损的,并且受损程度和意识障碍的程度有相关性。内在功能连接强度主要随着与后扣带回 / 楔前叶、内侧前额叶皮质和外侧顶叶皮质的受损而降低,这些连通性下降的模式可以预测 VS 和 MCS 患者是否会恢复意识,准确率为 81%,其中最具鉴别性的区域是楔前叶。功能性磁共振被动范式可以显示受外部刺激时 BOLD 信号的变化。由一个熟悉的声音说出患者的名字而引起的听觉皮层的信号,提示患者存在意识活动,以此能可靠地预测 VS/MCS 患者的结局。

与经颅磁刺激联合脑电图、脑 - 机接口测评严重脑损伤患者意识一样,功能性磁共振检测甄别认知 - 运动言语分离的患者有着良好的前景,但因其对设备及技术有较高的要求,使得临床运用普及还较难实现。从事意识障碍诊治的医疗机构可在充分了解意识评估最新技术的前提下,根据实际情况,酌情选择拓展应用。

(三)神经电生理评估

1. **诱发电位**(evoked potential, EP)　借助 EP 可以了解重症患者某些神经通路损伤与意识障碍程度、预后的相关性。目前临床常用的诱发电位主要包括躯体感觉诱发电位(somatosensory evoked potentials, SEP)和脑干听觉诱发电位(brainstem auditory evoked potentials, BAEP)。SEP 分为上肢及下肢两个部分,因上肢电位 N20(顶叶后中央回)与意识皮层环路相关,从而更多被临床所关注;BAEP 可反映耳蜗神经至脑干通路的功能状态,尤其是脑干中的脑桥及中脑以下通路的功能。BAEP 主要测量参数包括 I、III和 V 波的峰潜伏期以及波间潜伏期。推荐引用国内外最具代表性的 Hall(BAEP 采用)和 Judson(SEP 采用)分级标准判断预后。在临床,SEP 和 BAEP 联合运用。

诱发电位在临床运用中对不同原因导致的 VS、MCS 有不同临床意义。对缺血缺氧性脑病患者,双侧 N20 消失是预测植物状态最可靠的指标。在严重脑卒中患者中,N20 的消失预测不良预后的特异性也较高。而对外伤性脑损伤患者,即使双侧 N20 消失,也有一部分患者仍有渐进性恢复。另外,有皮层神经元严重损害而未累及脑干者,BAEP 可完全正常,这并不意味着意识有望恢复。动态观察对判断意识障碍患者转归意义更大。

2. **事件相关性诱发电位**(event-related potential, ERP)　是与识别、比较、判断、记忆与决策等认知过程有关的神经电生理改变,观察大脑认知功能活动的窗口,是对严重意识障碍患者残存认知功能的有效评估方法,其失匹配负波(mismatch negativity, MMN)对意识的判断和评估是一个很重要的指标,作为 ERP 的经典范式,是预后的强预测因子,具有较高的特异性。一项荟萃分析支持了这一观点,这有助于避免 SEP 和 BAEP 对意识判断的局限性,和行为学量表相结合可能更有益。

3. **睡眠脑电图**(sleep EEG)　对脑的病理生理变化异常敏感,特别对大脑皮层病变的评估有明确价值,易受麻醉、镇静催眠药物影响,使其呈"电静息"状态。临床可在避免药物干扰前提下有针对性选择运用,并定期动态观察。睡眠脑电图是否出现纺锤波是判断预后的指标之一。睡眠纺锤波是非快速动眼睡眠的特征,可以反映丘脑和皮层间的交互关系。缺少行为反应患者的睡眠纺锤波的丢失,与患者丘脑皮层损伤的数据相匹配,是意识障碍患者神经连接的间接反映。

睡眠脑电图提供了 VS 患者睡眠-觉醒周期客观脑电记录,可以提示,在患者更警觉时段展开特异的促醒治疗可能更为有利。持续和更有效的睡眠模式可能可靠地预测 VS/MCS 患者的预后,这些特征可能比现有的确定预后因素(如患者年龄和临床状况)更有效地预测结局。

三、临床治疗

(一)针对病因的治疗

应及时实施止血、脱水、抗感染等治疗,必要时行手术清除血肿、去骨瓣减压等处理,脑积水患者应及时行脑脊液分流术,预防和治疗呼吸道感染、尿路感染、褥疮,防止关节挛缩、肌肉痉挛、下肢静脉血栓形成等,保证营养摄入,维持水电解质平衡。对合并有其他器官外伤或原发性高血压、糖尿病、冠心病者,需积极采取措施予以控制。

(二)药物促醒治疗

通过一些药物治疗亦可起到增加脑血流量,改善神经细胞代谢,从而促进神经功能恢复的作用,也可能有助于意识的恢复。有证据支持使用金刚烷胺(200~400mg/d)可以提高脑外伤后认知和觉醒,可以在重度脑外伤患者中安全使用。还有一些研究使用催眠药唑吡坦,在植物状态和无动性缄默患者中使用溴隐亭以及在昏迷和最小意识状态患者中联合应用哌甲酯和高压氧治疗,然而只有一小部分患者显示出明显的获益。随着对意识障碍机制的研究和认识的深入,更多的药物会得到应用研究,药物治疗将是促进意识恢复的重要方法。

四、康复治疗

（一）常规康复治疗

包括关节被动活动、良肢位摆放、站立床训练、呼吸训练、吞咽训练等,可有效预防并发症,维持残存的功能,增加感觉的输入,促进意识的恢复。康复护理是维持患者长期生存的关键。除了对患者的皮肤、呼吸道、营养、大小便等全面管理,良肢位摆放、关节活动度训练、翻身等可以预防长期卧床出现的肌萎缩、肌腱挛缩、关节活动度受限、骨质疏松、直立性低血压等症状。发病后早期初次坐起或长期卧床要坐起时,为避免产生直立时低血压,应采用逐渐增加角度的被动坐起的方法。

（二）感觉刺激

提供多种感觉刺激,达到促进意识恢复的目的。鼓励家人呼唤患者的名字,对患者交谈、讲故事,在患者非休息期间播放轻音乐或根据以往的偏好选择音乐、戏曲、视频、接受声、光等刺激加快意识恢复。主要包括:

1. 音乐治疗　依据患者的情况,选择病前熟悉和喜好的音乐,如肢体能活动,可以在辅助下敲击打击乐器刺激患者。

2. 各种感觉刺激　给予患者亲人的照片,光亮的物体等视觉刺激;亲人的呼唤,爱听的音乐或是响声等听觉刺激;皮肤触摸等触觉刺激;患者肢体被动活动等运动刺激;坐位、立位、卧位等体位转换刺激;有挥发性、刺激性物体的嗅觉刺激;不同味道口腔内的味觉刺激;口腔刺激等等,让患者的感觉器官感受多方位的信息传入,加快意识恢复。

（三）神经刺激

1. 正中神经刺激　右侧正中神经可作为一个通向中枢神经系统的外周入口,因为正中神经通路中的脊髓网状成分同上行网状激活系统建立突触连接。推测其作用机制包括增加脑血流、提高多巴胺和去甲肾上腺素水平并且激活 Broca 区。必须早期开始,慢性意识障碍患者可能需要数月甚至数年的治疗。

2. 经颅直流电刺激（transcranial direct current stimulation, tDCS）　是利用恒定、低强度直流电调节大脑皮层神经元活动的非侵入性技术,操作简单、整体依从性较好,患者耐受性良好,未发现严重不良反应。最新研究证明,在研究机构或医院外,患者的亲属或护理人员经过培训均能以家庭为基础充分开展 tDCS,在意识恢复中可以广泛地应用。

3. 重复经颅磁刺激（repetitive transcranial magnetic stimulation, rTMS）　调节神经兴奋性,激活处于休眠状态的神经元网络和脑干上行网状激活系统,和脑电图相结合,是一种既可以检测意识水平又可以进行神经调控的有效手段。

4. 深部脑刺激　包括丘脑电刺激、脑干中脑电刺激、小脑电刺激、高颈髓后索电刺激等。有研究证明,深部脑刺激能在微意识状态患者产生可重复的持续意识改善,其作用机制可能是影响突触可塑性、正常学习和记忆程序以及结构变化。

（四）高压氧治疗

高压氧使大脑内毛细血管血氧增加,改善缺血半暗区的缺氧状态,促进侧支循环的生成,使神经细胞功能得以恢复。虽然目前没有高压氧治疗意识障碍患者的一级临床证据,但是临床上高压氧仍不失为一种应用广泛而且普遍被认可的治疗方法,推荐在意识障碍患者中使用。高压氧治疗开始要早,疗程也可能需要较长,同时要注意高压氧的禁忌证和副作用。研究报道,1.5 个大气压对患者是相对安全的。

(五)中医治疗

包括中药、针灸、按摩等治疗,可协助促醒、改善肢体运动、抑制痉挛等。针刺作为一种特殊的刺激方式,国内一直被广泛应用于意识障碍患者的治疗。中医学认为很多穴位具有促进意识恢复的作用,例如,百会、人中、涌泉等。这些穴位的共同特点就是能够提供一种强烈的感觉输入,提高大脑兴奋性。

五、康复护理

康复护理是维持患者长期生存的关键。除了对患者的皮肤、呼吸道、营养、大小便等全面管理外,良肢位摆放、关节活动度训练、翻身等可以预防长期卧床出现的肌萎缩、肌腱挛缩、关节活动度受限、骨质疏松、直立性低血压等并发症。这些活动以被动活动为主。另外,还要注意提供感觉刺激,达到促进意识恢复的目的。

(一)体位管理

为了防止患者的肌肉出现萎缩,采用仰卧位、患侧及健侧卧位三种不同的体位进行良肢位的交替摆放,避免出现患侧肢体的痉挛。发病后早期初次坐起或长期卧床要坐起时,为避免产生直立性低血压,应采用逐渐增加角度的被动坐起的方法。

(二)促醒护理

早期促醒措施的介入能有效改善昏迷患者的结局。在患者昏迷期间呼唤患者的名字,鼓励家人对患者交谈、讲故事,在患者非休息期间播放轻音乐或根据以往的偏好选择音乐、戏曲、视频等,这些都有利于患者意识的恢复。

(三)人工气道管理

留置人工气道的目的是保持气道通畅,充分引流痰液。规范的气道分泌物吸引操作可以预防肺部感染及误吸。

(四)营养与胃肠道管理

对患者进行营养筛查,存在营养风险的患者,根据医生与营养师的建议,选择合适的营养途径。调整膳食结构,做到定时、定量、定质多食纤维素较多的食物。同时建立定时排便习惯、选择合适的排便体位、进行腹部按摩、盆底肌训练等,恢复肠道功能。

(五)膀胱管理

早期以留置导尿为主,以预防膀胱过度储尿。病情稳定后尽早拔出导尿管,以预防感染。间歇导尿被国际尿控协会推荐为治疗神经源性膀胱的首选方法,间歇导尿配合规范的膀胱管理,有助于尽早恢复患者自主排尿。

六、常见并发症及预后

(一)常见并发症

超过 80% 的重型颅脑损伤意识障碍患者至少经历过一次医疗并发症。

1. 各种感染性并发症普遍存在 肺炎在康复早期患者中发病率最高,可达 25%~48%。气管切开术、吞咽障碍、缺乏有效的咳嗽及深呼吸,这些都是肺感染发生率高的原因;尿路感染也很常见,保留导尿管和尿动力学异常可能是原因之一。

2. 脑出血和 / 或创伤性脑积水 患者估计在 18%~20%,其中 50% 发生在康复阶段,与脑脊液环路损伤导致分泌与吸收失平衡,或通路梗阻有关,可以影响意识恢复,清醒后的患者可出现步态异常、尿失禁和认知功能障碍三联征。

3. 发作性交感神经过度兴奋(paroxysmal sympathetic hyperactivity, PSH) 发病率 8%。PSH 的特点是自主神经对非伤害性刺激的高反应性。患者均出现心动过速、高血压和出汗。呼吸暂停发生率 82.8%,高热 82.8%,有 44.8% 的患者出现全身肌紧张发作。44.8% 的患者均有 PSH 的 6 种症状,每天发作 PSH 的次数为(10.7 ± 8)次。PSH 若不能及时识别并进行有效控制,则预后不良。

躁动 / 攻击、睡眠障碍、深静脉血栓也较为常见,脑积水、脓毒血症、胃肠道问题、高热、癫痫等,均需早期防控,尽量避免造成脑组织二次损伤。

(二)预后

对意识障碍的预后可从三个维度来考虑:是否会死亡;是否能苏醒;功能恢复的程度。

1. 脑损伤严重的患者有以下因素会增加死亡率:①格拉斯哥昏迷量表评分≤3;②瞳孔和 / 或角膜反射消失;③癫痫持续状态;④等电位脑电图(平坦脑电图);⑤双侧体感诱发电位(N20)缺失。

2. 有严重并发症的患者存活率降低。如:持续低血压、反复高热、高血糖、严重感染或长期机械通气等。在重症监护病房及重症康复病房最常见的死亡原因是泌尿系统感染、肺部感染、血行感染、心力衰竭、多器官脑功能衰竭及恶病质。即使由延长昏迷过渡到植物状态,苏醒的可能也会减少。

3. 不同病因及年龄意识障碍的结局也不相同。外伤性意识障碍 3 个月内死亡率低于非外伤患者;无论病因如何,VS/UWS 患者的死亡率都比 MCS 患者高;同样,MCS 患者功能恢复比 VS/UWS 患者更好。5~6 岁的儿童比成人更能呈现良好的预后。年龄大于 40 岁的患者与年轻患者相比,功能预后相对较差。

4. 重要脑功能区受损程度严重也可影响苏醒。如意识、认知、言语、运动功能区损伤轻者,易醒,功能恢复较好,反之难以苏醒,功能障碍重,生活依赖度高。

5. 康复介入时机对功能预后的影响也是不可忽略的重要因素。神经重症康复在颅脑损伤救治开始就及时介入,在评估风险及规避禁忌证的前提下,协同临床预防并发症,促进功能恢复,能改善结局。

(倪莹莹 张 皓 王德生)

第二节　运动功能障碍康复

运动障碍是神经重症常见的功能障碍,是压疮、关节挛缩的主要原因,如果不积极康复介入,会对后续的康复治疗造成困难,甚至使患者失去运动功能恢复的机会,它是限制幸存者日常生活活动、降低生存质量的主要原因之一,也是临床康复医学、社会学备受关注的重要问题,但重症期间运动障碍的专门康复指南尚缺乏。本指南主要参考我国《中国脑卒中康复治疗指南》《神经重症康复中国专家共识》《中国重型颅脑创伤早期康复管理专家共识(2017)》《中国脑卒中早期康复治疗指南》、美国心脏协会 / 美国卒中协会《成人卒中康复指南》,并综合我国运动障碍的临床康复实践成果,旨在为神经重症运动障碍的康复管理提供科学的依据,规范神经重症运动障碍的康复评定与治疗行为,帮助康复机构按照循证医学支持的方案实施,尽早启动神经重症的康复干预,提高康复疗效,最大程度地改善患者功能及自理能力,提高生存质量。

一、概述

（一）名词术语

运动障碍（motor dysfunction, MD）是由各种神经肌肉疾病引起锥体束或锥体外系损伤,以肌力、肌张力、关节活动、平衡及步行等障碍为主要表现。神经重症患者常见运动功能减退。目前国内对神经重症患者的运动障碍尚没有恰当和统一的定义。

我国对运动障碍的术语描述较多,其中西医学较常见的描述有:肌力障碍、肌张力障碍、肌张力增高 / 减低、肌阵挛、关节活动障碍、步行障碍、平衡障碍等。

1. 肌力障碍 广义指不同原因引起的肌肉或肌群收缩过程发生障碍,导致肌肉或肌群收缩的速度、程度及收缩后放松异常;狭义指不同原因引起肌肉或肌群收缩程度异常,导致肌肉或肌群收缩产生的肌力减低或消失。

2. 肌张力障碍 持续过度的不协调肌肉收缩,导致动作和姿势异常为特征的运动障碍疾病。

3. 肌张力增高 肌张力高于正常静息水平,肌张力增高的状态包括痉挛和强直。

（1）痉挛:多见于锥体束病变,表现为速度依赖性的牵张反射亢进,在被动活动患者肢体时,起始感觉阻力较大,但会在运动过程中突然感到阻力减小,也称折刀现象。

（2）强直:多见于锥体外系病变,表现为在肢体的被动运动过程中,主动肌和拮抗肌同时收缩,各方向上的阻力均匀一致,与弯曲铅管的感觉类似,也称铅管样强直。

4. 肌张力减低 肌张力低于正常静息水平,表现为对关节被动运动时感觉阻力降低或消失,关节活动范围增加。

5. 肌阵挛 自发的、短暂的一块或多块肌肉的收缩,导致跨关节的运动。

6. 关节活动障碍 指骨关节与肌肉伤病后,关节内外或周围的纤维组织紧缩或缩短所导致的关节活动范围受限。

7. 步行障碍 指步行和 / 或步态出现的功能异常,是最常见的下肢功能障碍,也是患者最迫切期待恢复的功能障碍。

8. 平衡障碍 指神经系统损伤后,身体保持一种姿势及在运动或受到外力作用时自动调整并维持姿势的能力出现障碍。

（二）流行病学

运动障碍是神经重症患者常见的功能障碍,几乎所有神经重症患者均有不同程度的运动障碍。其中脑卒中后运动障碍的患病率为 1.1%~4%,脑卒中相关运动障碍在男女性别间无明显差异,发病年龄 17~90 岁,以 60~80 岁多见。约 85% 的运动障碍发生于脑卒中急性期,且经常规治疗后仍有 55%~75% 的患者运动功能恢复不完全。运动障碍也是颅脑损伤的常见功能障碍。流行病学调查表明,颅脑损伤后 7 天内的患者,约 73%~86% 出现偏瘫,71%~77% 伴活动障碍,47% 独坐不能,44% 存在本体感觉障碍。另外,脊髓损伤、上升性脊髓炎、吉兰 - 巴雷综合征、多发性硬化、重症肌无力、运动神经元病等,均可引起运动障碍。

（三）病因及病理生理

运动障碍的发生与遗传、感染、免疫、理化等多种因素相关,脑血管病变及中枢神经损害是其主要病理环节。人体的运动是在相关的神经系统(锥体系与锥体外系)支配及调控下由人体运动系统(骨、骨连接和骨骼肌)完成的。锥体系可支配骨骼肌进行随意运动,它随人本身的需要,可以是单关节的分离运动,也可以是选择性的多关节的复合运动,甚至高度复杂的动作。而锥体外系主要功能是调节肌张力、协调肌肉的运动、维持体态姿势及平衡、担负半自动的刻板运动和反射性运动等。锥体系与锥体外系两者不可截然分割,功能是协调一致的。两个系统从大脑皮质 - 皮质下结构 - 脑干 - 小脑 - 脊髓 - 外周神经 - 神经肌肉接头,到肌肉组织的收缩,到牵动一定的骨结构,这个复杂的链条中任何一个环节功能的障碍,都会使运动的能力受损,甚至丧失。

（四）运动障碍分型

患者年龄、性别、营养、基础疾病、中枢神经系统损伤部位及程度等因素,导致神经重症患者运动障碍的临床表现多种多样。根据神经重症患者运动障碍的临床特点,大致可分为:肌力障碍、肌张力障碍、肌张力增高 / 减低、肌阵挛、关节活动障碍、步行障碍、平衡障碍等。

（五）临床诊断

目前国内外尚缺乏统一的运动障碍诊断标准。由于运动障碍具有明显的运动功能减退症状,症状诊断大多不难。临床多根据不同类型运动障碍的典型症状、体征、病史,并结合神经影像学、神经电生理学、经颅多普勒超声、分子病理学、基因诊断学等技术进行诊断,具体可参照人民卫生出版社出版的《神经病学》。

（六）临床治疗

神经重症运动障碍的临床治疗主要以原发病治疗和对症治疗为主。

1. 原发病治疗　即完善相关检查,尽量明确病因,综合应用各种方法治疗原发病、合并病及并发症。具体诊疗方法可参照相关疾病指南。如脑卒中所致运动障碍,建议积极治疗脑血管病变,尽量控制脑卒中危险因素,防止疾病进展,降低脑卒中相关运动障碍的发生率及严重程度。

2. 对症治疗　主要是针对运动障碍,根据具体症状、功能缺损程度、年龄、营养、心肺功能等因素综合考虑,选择相应的治疗方法。如对脑血管病所致局灶性、节段性肌张力障碍(痉挛)的治疗一般推荐局部肌内注射肉毒毒素,而对于节段性、全身性肌张力障碍,可采用巴氯芬、替扎尼定、丹曲林等口服抗痉挛药物。肌阵挛推荐药物氯硝西泮、丙戊酸钠、左乙拉西坦、吡拉西坦、扑米酮和乙酰唑胺。治疗开始应尽量选用单药治疗,但最终可能需要多药联用。舞蹈 / 投掷症的对症治疗药物主要包括抗多巴胺能的典型和非典型抗精神病药以及儿茶酚胺耗竭剂,典型抗精神药物如氟哌啶醇、哌迷清、奋乃静、氟奋乃静等,其中氟哌啶醇多被推荐为一线药物。非典型抗精神病药如奥氮平、喹硫平、舒必利等因更少引起锥体外系反应而多被临床接受。具体临床治疗可参照相关指南推荐治疗方法实施。

二、康复评定

神经重症运动障碍患者可从以下几方面进行评定。

（一）开始康复时机的评估

专家共识认为,在血流动力学及呼吸功能稳定后,便可立即开始康复治疗介入。具体来说,即入 ICU/NICU 24~48 小时后,符合以下标准:心率 >40 或 <120 次 /min;收缩压

≥90mmHg 或 ≤180mmHg，和 / 或舒张压 ≤110mmHg（1mmHg=133.322Pa），平均动脉压 ≥65mmHg 或 ≤110mmHg；呼吸频率 ≤35 次 /min；血氧饱和度 ≥90%，机械通气吸入氧浓度（FiO_2）≤60%，呼气末正压 ≤10cmH$_2$O；在延续生命支持阶段，小剂量血管活性药支持，多巴胺 ≤10μg/（kg·min）或去甲肾上腺素 / 肾上腺素 ≤0.1μg/（kg·min），即可实施康复介入。

（二）神经重症运动障碍康复评定方法的选择

运动康复量表的选择需要考虑重症患者的意识、药物治疗、诊疗手段等多种因素的影响。

1. 昏迷且运用大剂量血管活性药物方可维持生命体征的患者，在运动功能评定前需进行格拉斯哥昏迷量表（GCS 量表）、Richmond 躁动镇静评分（Richmond agitation sedation scale，RASS）或标准化 5 问题问卷（S5Q），以此来判断患者的意识状态及配合程度，并预测运动康复介入的可行性；若患者可进行运动康复，则可选用肌张力和关节活动度量表。肌张力评定推荐采用改良 Ashworth 量表（MAS），关节活动度评定推荐采用关节活动测量仪进行主动和 / 或被动关节活动度评定。

2. 对于生命体征稳定、意识状态清晰、理解力尚可、在一定程度上可以配合的患者，即使有气管插管接有创呼吸机辅助通气或带有引流管（应有严格防止脱落措施），也可选择肌力评定及活动能力评定量表。肌力评定推荐徒手肌力测试（manual muscle test，MMT）或 MRC 分级法（the UK Medical Research Council，MRC）。转移和行走能力评定推荐采用 DE Morton 活动指数（DE Morton mobility index，DEMMI）评定。

3. 当患者局部肌肉（或肌群）的徒手肌力已达 3 级以上时，可借助一些简单的测力计（如握力计、捏力计、拉力计等）进行肌力测定，并可直接获得以力量、压强等为单位的定量肌力数值。当使用器械进行肌力评定时，特别是要求最大用力的等长收缩肌力评定时，易使血压明显升高，并伴有屏气使劲，而引起乏氏（Valsalva）效应，对心脏活动造成一定影响，因此，心脏病或高血压病患者慎用，有严重心血管疾病者禁用。

4. 对于意识状态清晰、心肺功能良好、血流动力学稳定且以运动障碍为主要表现的神经重症患者，可选择的运动康复量表比较广泛，常见的包括 Brunnstrom 运动功能量表、上田敏评定法，此两种量表主要评估患者运动模式；对于肌张力障碍患者，可选用肌痉挛评定量表：主要包括改良 Ashworth 量表（modified Ashworth scale，MAS），还有痉挛累及关节的主被动活动度评估（rang of motion，ROM），痉挛肢体疼痛程度可采用视觉模拟评分法（visual analogue scale，VAS）；此外，简化 Fugl-Meyer 运动功能评估（Fugl-Meyer assessment，FMA）量表也是临床常用的综合躯体功能评定量表，其内容包括运动、平衡、感觉、关节活动度及疼痛，总分为 226 分，其中运动占 100 分、平衡占 14 分、感觉占 24 分、关节活动度及疼痛占 88 分，临床上可根据需要选择应用；Lindmark 评定法功能与 FMA 相同，其优点是更易测出微小的康复进展，评定更加灵敏；实用性来说，若评定在日常实际中的综合运动功能，可选用 Rivermead 运动指数（Rivermead motor index，RMI）。RMI 是康复治疗中对患者运动障碍程度和治疗进展情况进行简便的定量测定方法之一。

（三）意识状态的评估（参照第一节）

对于使用镇静药物的神经重症患者，意识状态的评定量表除 GCS 量表外，需选用 RASS。RASS 量表评分从 –5 分到 +4 分，–5 分为重度镇静，对声音及身体刺激均无反应，+4 分提示患者有躁动及暴力行动，此量表对于下一步康复治疗的介入时机及患者的配合度预测均有指导意义。

（四）运动功能评定

1. 肌力评定

（1）肌力评定量表：推荐徒手肌力测试（MMT）或 MRC 分级法（MRC），其操作简便，应用范围广泛，但只能对关节在某一角度时的肌力进行评定，且主观性强，不能对肌力进行定量评估，临床上主要用于周围神经损伤检查。

（2）器械评定：适用于 3 级以上肌力。需要注意的是，在进行等长收缩肌力评定时，由于需要患者达到最大用力状态，易使其血压明显升高，并伴有屏气使劲而引起 Valsalva 效应，对心脏活动造成一定影响，因此，心脏病或高血压病患者慎用，有严重心血管疾病者禁用。

2. 肌张力评定

（1）肌痉挛评定：主要包括改良 Ashworth 量表（MAS）。MAS 量表将肌张力分为 0~4 级。如果在 1 级和 2 级之间增加一个级别（1+ 级）则称为改良 Ashworth 量表。该表简单易用，具有较好的信度和效度。

（2）痉挛累及关节的主被动活动度评估（如 ROM）、痉挛肢体疼痛程度评估（如 VAS）、痉挛肢体功能状态评估（如 FMA）。

3. 平衡功能评定

（1）粗略评定：三级平衡检测法［Ⅰ级平衡是指在静态下不借助外力，患者可以保持坐位或站立位平衡；Ⅱ级平衡是指在支撑面不动（坐位或站立位）身体某个或几个部位运动时可以保持半衡；Ⅲ级平衡是指患者在外力作用或外来干扰下仍可以保持坐位或站立平衡］。

（2）精细评定选用 Berg 平衡评定量表（Berg balance scale，BBS）。

4. 运动模式评定

（1）Brunnstrom 运动功能量表：主要用来评估上下肢运动功能在脑卒中后恢复过程中变化的等级，即低级中枢所表达的异常运动模式恢复到高级中枢控制的正常运动模式的建立过程。该量表的优点是：内容精简，省时，易为患者接受，也易为同行所重复，不足之处在于敏感度不强，常出现患者的功能恢复虽有进步，而功能级别却无变化的现象，所以不适合用于科研，但可用此法对脑卒中患者运动功能恢复进行预测。

（2）上田敏评定法：此量表基于 Brunnstrom 评定法分为 12 级，并进行了标准化。此评定方法可信度高而适当，其特点是患侧下肢的功能障碍与移动能力之间有高度相关的意义，下肢的分级对步行有 50% 的决定作用。

5. 运动综合功能评定

（1）简化 Fugl-Meyer 运动功能评估量表（Fugl-Meyer assessment，FMA）：它是临床常用的综合躯体功能评定量表，其内容包括运动、平衡、感觉、关节活动度及疼痛，总分为 226 分，其中运动占 100 分、平衡占 14 分、感觉占 24 分、关节活动度及疼痛占 88 分，临床上可根据需要选择应用。

（2）Lindmark 评定法：功能与 FMA 相同，其优点是更易测出微小的康复进展，评定更加灵敏。

（3）Rivermead 运动指数（RMI）：它是康复治疗中对患者运动障碍程度和治疗进展情况进行简便的定量测定方法之一，实用性来说，若评定在日常实际中的综合运动功能，可选用 RMI。

6. 日常生活活动能力（activities of daily living，ADL）评定　在所有运动障碍评定过程中，需注意评定患者日后的生活能力，这对于患者康复及回归社会家庭都有重要意义，临床上通常选用量表包括：

（1）对于偏瘫和截瘫患者的 ADL 评定可采用改良 Barthel 指数（modified barthel index，MBI）。

（2）FIM 量表。

（3）四肢瘫患者可采用四肢瘫功能指数（quadriplegic index of function，QIF）。

7. 临床神经功能缺损程度评定　美国国立卫生研究院脑卒中量表（National Institute of Health stroke scale，NIHSS）是由美国国立卫生研究院所制，主要用来评判患者患脑卒中以后的神经缺损程度。量表包含对意识、语言、运动、感觉、共济运动、眼球运动、视野等方面的评判，评分为 0~42 分，分数越高，神经缺损程度越严重。NIHSS 评分小于、等于 4 分为轻型脑卒中，大于、等于 21 分为严重脑卒中。量表的不足之处在于对后循环的梗死评分不敏感，且缺少对认知功能以及步态异常的评价。

8. 脊髓损伤水平评定　国际上目前普遍采用美国脊髓损伤学会（American Spinal Injury Association，ASIA）分级法，包括 ASIA 运动指数评分法（MIS）及步行运动指数评定量表（ambulatory motor index，AMI）。MIS 量表通过对 10 块脊髓神经节段的运动神经轴突所支配的关键肌运动能力的检查和总的运动评分，来判断脊髓损伤的神经平面、部分保留区和残损分级。AMI 量表主要用来预测脊髓损伤后截瘫步行功能。

9. 其他评定　如神经影像检查、神经电生理检查等。

三、康复治疗

对于神经重症卧床患者，良肢位摆放、体位转移和关节活动度训练技术，是康复护理的基础和早期康复介入的重要方面，能减少并发症，如压疮、肺炎、肌肉萎缩等，提高护理质量，加快神经重症患者的康复速度。在早期病情稳定时，可根据患者意识状态及具体运动障碍情况，选择合适的康复治疗。

（一）良肢位摆放

对于神经重症患者，大多数为肢体瘫痪较为严重，应维持肢体良肢位摆放，可预防肢体痉挛，鼓励患侧卧位以增加本体感觉的传入，适当健侧卧位，注意定时翻身改变体位，一般每 2 小时转变 1 次体位。可借助辅具来固定昏迷患者软瘫期时的正常体位，防止关节过度屈伸。

（二）体位转移

早期体位转移训练有助于神经重症患者平衡功能的恢复，主要包括被动体位转移、辅助体位转移和主动体位转移等方式，训练应循序渐进，由完全被动到辅助和完全主动的顺序进行。体位转移的训练内容包括床上翻身训练及卧 - 坐转移等。

（三）关节活动度训练

关节活动度训练可改善关节活动受限引起的肌肉萎缩和关节囊粘连、挛缩，促进全身功能恢复。卧床期的被动活动是神经重症患者早期治疗中的重要成分。做被动活动时，患者应于舒适体位，多数情况下被动活动可在仰卧位下完成。每一个关节均要全范围、全方位、平滑而有节律地进行。一般每天 2~3 次。注意训练时防止关节损伤及肌肉、肌腱的损伤。关节活动度训练不仅包括肢体关节，还包括躯干的脊柱关节活动度训练，训练以患侧为主，长期卧床者要兼顾健侧肢体。也可同时进行床边或坐位踏车训练。

（四）坐位训练

对于昏迷或不能主动配合的患者可进行床上被动坐位，不同角度体位适应性训练；对于能主动配合的患者可进行床上被动或主动坐位适应性训练。

（五）站立训练

为避免长期卧床所致的各种并发症，神经重症患者应在病情稳定后（指生命体征平稳，且 48 小时内病情无进展）尽快借助器械进行站立训练，可以有效的抑制下肢痉挛。

（六）肌力训练

肌肉无力是神经系统损伤后的缺失症状，对于神经重症意识清醒可以配合的患者，应重视其瘫痪肌肉的肌力训练。在训练前，应先评估训练部位的关节活动范围和肌力是否受限及程度，根据肌力等级选择运动方式，如肌力 0~1 级时可选择被动运动方式如电刺激、运动想象疗法，2 级时可给予辅助运动等。

（七）痉挛治疗

痉挛可见于多种神经重症疾病，肌肉痉挛可导致肌肉短缩、姿势异常、疼痛和关节痉挛。对已发生痉挛的患者，我们可以通过消除诱发因素、手法治疗、药物、肉毒毒素局部注射、手术治疗等缓解或解除痉挛。

1. 对长期卧床、尚未发生痉挛的神经重症患者，早期应注重瘫痪肢体良姿位摆放。不良的体位姿势、肺部感染或压疮等并发症及不适均可能诱发或加重痉挛。

2. 消除诱发因素　常见的诱发因素有尿路感染、便秘、压疮、深静脉血栓、疼痛、膀胱过度充盈、骨折、异位骨化、内生足趾甲、精神紧张因素（焦虑、抑郁）、过度用力、疲劳等。

3. 手法治疗　包括关节活动度训练、牵伸训练、肌腱挤压法、轻刷法、关节负重法、运动训练等。

4. 物理因子治疗　包括低频电刺激、生物反馈、冷 / 热疗法等。

5. 药物治疗　替扎尼定、巴氯芬、丹曲林和苯二氮䓬类是常用的治疗痉挛的口服药物。英国国家卫生与临床优化研究所（National Institute for Health and Clinical Excellence，NICE）推荐巴氯芬作为一线用药。替扎尼定和丹曲林为二线用药。苯二氮䓬类有显著嗜睡等副作用需严格把握其适应证和用法用量。对于肌阵挛的患者，推荐药物氯硝西泮、丙戊酸钠、左乙拉西坦等。治疗开始应尽量选用单药治疗，但最终可能需要多药联用。

6. 肉毒毒素局部注射　对于局部肢体肌肉痉挛影响功能患者，建议使用 A 型肉毒毒素局部注射治疗，目前是治疗局灶性痉挛的首选方法。

7. 辅具治疗　可利用上肢或下肢矫形器矫正痉挛，其作用不仅能防止肌肉痉挛加重，还可以防止挛缩，应早期积极采用。挛缩的矫正方法还包括夹板疗法、肌内效布贴。

8. 手术治疗　药物治疗无效的严重痉挛和肌腱痉挛，可采用外科手术方法进行治疗，手术方法包括肌腱延长术、肌腱转移术和肌腱切断术。

9. 在条件允许的情况下，可以试用鞘内注射巴氯芬。

（八）平衡功能训练

神经重症运动功能障碍患者大部分存在平衡功能障碍，早期恢复或重新建立新平衡有助于运动功能的恢复，因此神经重症患者在早期病情稳定后，可在床上各方向的翻身训练及卧位 - 坐位转换适应训练。

（九）躯干控制能力训练

对于能主动配合的神经重症患者，早期于病床上做桥式及躯干旋转等运动可提高患者脊柱及骨盆的核心控制能力，并提高运动时由核心向四肢及其他肌群的能量输出，改善肌肉的协调与平衡，增强本体感受功能，为日后的坐位及立位平衡训练打好基础。

（十）物理因子治疗

卧床早期，当患者病情稳定时即可针对性使用物理治疗，包括经颅电刺激、磁刺激、神经肌肉电刺激、生物反馈疗法、电疗法等。

1. 经颅直流电刺激（tDCS） 是一种非侵入性的调节大脑皮质神经元活动的物理治疗方法，通过低强度微量电流刺激大脑，改变患者大脑异常的脑电波，促使大脑分泌一系列与焦虑、抑郁、失眠等疾病存在密切联系的神经递质和激素，在临床疾病康复治疗中应用十分广泛。

2. 重复经颅磁刺激（rTMS） 目前经颅磁刺激技术已广泛应用于脑卒中后运动、吞咽功能、失语、空间忽略的治疗，通过刺激视皮质、躯体感觉皮质等大脑皮质，引起局部的兴奋或抑制效应起到治疗作用，对于昏迷或者清醒的神经重症患者皆可应用，并根据不同患者的大脑功能状况，需要不同的强度、频率、刺激部位、线圈方向来调整，根据强度和频率分为高频刺激和低频刺激。理论上高频刺激兴奋神经，低频刺激抑制神经。

（1）低频率经颅磁刺激：通过双向调节大脑兴奋与抑制功能间的平衡来治疗疾病。

（2）高频率经颅磁刺激：通过产生兴奋性突触后电位总和，导致刺激部位神经异常兴奋来治疗疾病。

3. 生物反馈疗法 目前应用于脑卒中后肢体偏瘫的生物反馈技术主要是肌电生物反馈技术，可进一步激活中枢神经系统潜在性突触，重建神经环路，以此促进瘫痪肢体的功能恢复。

4. 神经肌肉电刺激（neuromuscular electrical stimulation, NMES） 目前临床上用于治疗运动功能障碍的主要是功能性电刺激（functional electrical stimulation, FES），可改善瘫痪肢体的血液循环，增加脑内侧支循环对脑内的各种组织细胞供血，供氧能力增强，降低肌张力，促进功能恢复，延缓和防止肌肉萎缩。

5. 电脑调制中频电疗法 采用电体操处方或肌萎缩处方预防肌萎缩。

（十一）神经生理学疗法

又称神经发育学疗法、神经肌肉促进疗法，是为了缓解症状或改善功能而进行全身或局部的运动以达到治疗目的方法，可用于改善脑病导致的运动障碍。

1. Bobath 方法 根据运动的神经发育原则，通过抑制运动的异常反应，促进正常运动模式而达到康复目的。

2. PNF 方法 是通过对本体感受器进行刺激，从而促进神经和肌肉反应能力。

3. Brunnstrom 疗法 在中枢神经系统损伤初期，利用协同运动等病理运动模式和反射模式作为促进手段，然后再把这些运动模式逐步修整成为功能性运动，以恢复运动控制能力的康复技术。

4. Rood 疗法 通过施加在皮肤上的刺激对运动系统产生促进或抑制的影响。目前认为 Rood 疗法进一步发展了传统的 PNF 技术。

（十二）运动想象疗法

指提高运动功能而进行的反复运动想象，没有任何运动输出，根据运动记忆在大脑中激活某一活动的特定区域，从而提高运动功能的目的。一般在进行此疗法前，应先对患者的运动想象能力进行评定，方法有运动觉及视觉想象问卷（kinesthetic and visual imagery questionnaire, KVIQ）和运动想象筛选试验（motor imagery screening test, MIST）。运动想象疗法必须与相应的康复性活动结合起来才能取得良好的效果。

四、传统中医治疗

传统中医对于运动功能障碍的治疗包括中药内服治疗、针灸、中药外用、穴位按摩、太极云手及八段锦等传统导引术等。

（一）中药治疗

1. 中药内服　根据神经重症患者的不同发病时期及不同症状等辨证分型,施以单方或组方。

2. 中药外用　中药外用的方法有患肢中药湿敷、中药热敷、中药熏蒸以及中药洗剂擦洗等。

（二）针灸治疗

通过辨证施治,予以不同的针灸治疗,进行相应的配穴处方。意识不清伴运动功能障碍患者选用石氏醒脑开窍法,主穴选用:水沟、百会、内关、三阴交、涌泉、合谷、印堂、足三里;意识清醒患者选用靳三针治疗,治疗脑血管意外后遗症及脑外伤所致的半身不遂主穴选用颞三针:健侧耳尖直上发际上 2 寸为第一针,在第一针水平向前后各旁开一寸为第二、第三针,向下刺。

（三）推拿按摩

对患肢进行推拿按摩,促进血液循环,循经按摩或局部穴位按摩。目前穴位按摩的手法有针点按疗法(指尖掐法、指面压法、两指相夹法和二三指掐压法)、擦法、按法、揉法、拿法、捻法等。

（四）太极云手、八段锦等传统导引术

对于意识清楚,且可配合运动的患者,可将现代康复手段与传统导引术结合运用。

五、并发症与康复护理

（一）常见并发症

神经重症患者在住院期间极易发生压疮、肺部感染、静脉血栓、关节挛缩、泌尿系感染、便秘等并发症,而伴随上述症状的出现,不仅会增加患者生理痛苦,更会延缓患者的恢复进程。早期进行科学的康复干预能有效减少并发症的发生。

（二）康复护理

参考《中国卒中早期康复指南》,康复护理是早期康复的重要内容,护士需要接受正规的康复培训,除掌握基本的护理知识之外,还需要掌握基本的康复护理知识,包括患者的皮肤管理、大小便功能的管理和康复、良肢位的摆放和体位转移、吞咽障碍的临床评估和吞咽康复指导、营养管理和进食管理技术训练、呼吸道管理和基本的呼吸功能康复技术等。早期有效的康复护理能提高患者功能恢复、减少并发症、提高 ADL 能力,从根本上提升患者的运动功能并改善其生活质量。

六、预防和预后

（一）预防

1. 一级预防　积极治疗各种可控危险因素,同时定期监测其他危险因素的发生并采取针对性措施,减少运动障碍发生。

2. 二级预防　对于已发生运动障碍的患者,尽早开展有效的康复干预,可防止运动障

碍进一步加剧,并调控可干预的危险因素,减少运动障碍并发症,如肌肉的废用性萎缩、骨质疏松、肌肉与关节挛缩、关节疼痛、异位骨化、起立性低血压、站立恐惧综合征、压疮、下肢水肿、坠积性肺炎、泌尿系统感染、深静脉血栓等。

3. 三级预防　对于已发生运动障碍并发症的患者,加强康复管理及康复护理,防止病情加重。

（二）预后

患者的预后与早期功能恢复情况相关,预后不良的因素包括原发病、高龄、营养状况、感染及其他并发症等相关。

（陈红霞　陈　真）

第三节　吞咽障碍的康复治疗

一、概述

吞咽障碍是神经系统疾病后常见的功能障碍之一,目前国内、外关于吞咽障碍的康复治疗共识已有编制,如《中国吞咽障碍康复评估与治疗专家共识》,但在神经重症患者吞咽障碍的康复评估与治疗方面,相应的研究尚十分缺乏,同时也缺乏统一的认识。为此,本文对近年来与神经重症患者吞咽障碍相关的研究文献进行了回顾和总结,以期为神经重症患者吞咽障碍的康复评估和治疗提供参考与借鉴。

（一）名词术语

神经重症患者吞咽障碍是指原发病为神经系统疾病,患者早期病情危重常需要 ICU 监护,同时合并有吞咽障碍,多见于病情危重、复杂的脑卒中、颅脑损伤、脑肿瘤、代谢性脑病、中枢神经系统感染性疾病、中枢神经系统自身免疫性疾病、中枢神经系统中枢神经退行性疾病、周围神经和肌肉病变等。

（二）流行病学

目前直接关于神经重症患者吞咽障碍的流行病学研究资料尚未见。Mann G 等研究结果提示,脑卒中后吞咽障碍发生率大约为 50%。Mackay LE 等研究结果表明,重度颅脑损伤后当 RLA 认知功能评分（Rancho Los Amigos level of cognitive functioning）恢复至 >3 时吞咽障碍的发生率还高达 61%,可以推测在 RLA 评分恢复至 >3 之前吞咽障碍的发生率更高。

研究表明,脑血管病患者急性期后出现长期吞咽障碍（>6 周）的预测因子则包括发声困难、构音障碍、咽反射异常、随意咳嗽异常、吞咽后咳嗽及吞咽后声音改变。严重颅脑损伤患者在首次吞咽评估时的高龄、低 RLA 得分、气管切开和不能发声,是患者急性期后遗留吞咽障碍、需要借助非经口的营养摄取替代方式的预测因子。

（三）病因与病理生理

神经重症患者吞咽障碍（其中包括拔管后吞咽障碍）的发生机制主要包括以下几方面:

1. 导致吞咽相关肌肉运动控制受损的神经肌肉病变。

2. 吞咽的感觉中枢因疾病受损。

3. 局部损伤　由于气管插管和气管切开的直接损伤,和任何类型的人工管道（例如,气管内插管、气切套管、经食管超声探头和经食管营养管）都可能对局部解剖结构造成直接的损伤,对于黏膜下组织的机械性刺激可能会导致局部溃疡和诱发局部炎症反应。带气囊的套管本身也能抑制正常的吞咽功能和主动的喉上提,阻碍上食管括约肌的被动开放,影响食物快速通过食管。

4. 喉部感觉功能减退 由于直接的机械性损伤、局部炎症/水肿或者危重病多发性神经病(CIP)导致的传入性感觉通路受损,进而导致吞咽障碍。临床上,当食团达到咽腭弓的反射激发区,由于感觉传入受损导致吞咽启动延迟和误吸,然而,危重症患者感觉障碍的准确作用似乎还不清楚,仍有争议。

5. 胃食管反流。

6. 呼吸和吞咽的非同步 喉关闭、呼吸暂停、上食管括约肌开放三者间精确协调受损可能也是神经重症患者吞咽障碍的机制之一,在危重患者中,这被称为呼吸和吞咽的失同步。对于有呼吸窘迫的危重患者,吞咽时呼吸暂停时间缩短,在食团通过食管之前,喉提前开放。

7. ICU 获得性肌无力(ICU-AW) ICU-AW 导致患者出现总体肌肉无力和肌肉萎缩,也可能会影响吞咽相关肌肉。

(四)临床诊断

诊断主要依据导致吞咽肌肉运动控制受损的原发病史、导致吞咽功能可能进一步受损的治疗过程(如气管插管、气管切开及长时间机械通气)、提示存在吞咽障碍的症状(如呛咳、流涎、反复肺炎等)及相关辅助检查结果(如纤维内镜和视频透视吞咽检查)来进行。

目前尚未见文献资料介绍如何对神经重症患者吞咽障碍进行分型。临床实践中可以根据吞咽障碍患者是否意识清醒和气管切开大致分为:意识清醒无气管切开、意识清醒有气管切开、意识障碍无气管切开、意识障碍有气管切开四种类型;也可以根据临床病灶位置和临床表现,分为口腔前期、口腔期、咽期、食管期四种类型。

(五)临床治疗

针对神经重症患者的治疗,首先是针对原发病的治疗,如促进血肿和水肿的吸收、抑制过度的免疫炎症反应等,同时还包括并发症的积极的对症治疗和支持治疗,主要包括吸入性肺炎、深静脉血栓、应激性溃疡、泌尿系统感染等。

二、康复评定

神经重症患者吞咽障碍的康复评定包括两部分:非工具性评估和工具性评估。

(一)非工具性评估

通常由康复医生和熟练的言语治疗师来评定,具体包括询问详细病史、危险因素分析、口颜面舌的运动评定、吞咽测试等。吞咽测试方法包括反复唾液吞咽测试、容积和黏度吞咽测试等,这些方法可用于能配合的患者,不宜用于有严重认知和意识障碍患者。对于严重认知障碍或意识障碍患者,可采用口面气道治疗法(facial oral tract therapy,FOTT)对吞咽、口腔卫生、呼吸、言语表达、非言语交流进行评价,初步评估这一部分患者的吞咽状况和误吸风险。另外,可通过应用多种颜色染料测试技术,测试不同黏稠度的食物吞咽时的误吸状况,该方法可用于有气管切开的神经重症吞咽障碍患者床边评估,尤其适宜意识障碍患者。

(二)工具性评估

方法包括:纤维内镜吞咽评估(flexible endoscopic evaluation of swallowing,FEES)。FEES能够在 ICU 床边实施,用一个小柔性内镜通过鼻孔,进入咽上方,使口咽、咽腔下方及声门区能够被看见。在检查时,可以评估声带的运动、吞咽诱发的时间、梨状隐窝中的食物残留、喉部渗入、气管误吸、吞咽后咽部清除、喉部敏感度和咳嗽反射,喉部敏感度可以用内镜的头部轻触会厌来测试。渗透和误吸的严重程度可按照 Rosenbek 渗透误吸量表(penetration-aspiration scale, PAS)来评定,按程度轻重分 8 级,1 分代表没有渗透,8 分为无咳嗽误吸,即为沉默性误吸。

三、康复治疗

关于吞咽障碍康复治疗的证据总体是缺乏的,针对神经重症患者更是如此。目前,针对神经重症患者吞咽障碍的治疗方法与常规吞咽障碍大致相同,主要方法包括:食物性状的调整、姿势的改变/替代技术和旨在恢复吞咽功能的康复干预。替代技术包括使用鼻饲胃管、鼻饲肠管、经皮胃造瘘管、经皮空肠造瘘管和间歇性经口食管饲等;恢复吞咽功能的康复干预方法包括口腔感觉运动训练(如唇舌颊的力量和运动练习、主动吞咽训练、舌肌被动训练、冷和触觉刺激、冰和酸刺激、气脉冲感觉刺激、口面部震动刺激及 K 点刺激等)、吞咽肌体表低频电刺激、咽腔内电刺激、吞咽区重复经颅磁刺激、经颅直流电刺激等。K 点刺激可用于有认知障碍或意识障碍不能配合张口的患者,可改善对该刺激敏感的患者张口,为进一步吞咽治疗创造条件。

鉴于神经重症患者个体间在病损部位、临床表现等方面的差异性,在选择治疗方案时需要予以区别。具体如下:

1. 对于意识清醒、无气管切开的吞咽障碍患者,上述康复治疗方法均可使用。

2. 对于意识清醒、有气管切开的吞咽障碍患者,在采用上述康复治疗方法同时,为增强气道保护能力,可以练习咳嗽和声带内收训练,并可推荐使用通气说话瓣膜,该方法有助于促进吞咽及生理气道功能的恢复,减少肺炎发生。只要生命体征稳定,无禁忌证的情况下,还需鼓励包括体位改变在内的综合康复训练,这对早日拔除气管套管是有利的,同时也有利于患者气道保护能力的恢复和回归经口进食。

3. 对于有意识障碍、无/有气管切开的吞咽障碍患者,以口咽部感觉刺激和口面部被动运动为主,如口唇部冰或气脉冲刺激、咽部电刺激和舌被动运动等,以提高患者气道保护能力,降低误吸性肺炎的发生。

神经重症患者除了可能存在吞咽障碍之外,尚可能合并存在意识、认知、言语及肢体运动障碍,所以除了针对吞咽障碍行积极的康复治疗,尚需积极促进意识、认知、言语和肢体运动障碍的康复治疗,这些功能的改善会显著促进吞咽功能的恢复。

四、康复护理

由护士执行床边吞咽障碍筛查(nurse-performed screening, NPS)对于神经重症患者吞咽障碍的早期识别具有重要意义,有研究提示,早期护士执行吞咽筛查,尽早开展吞咽障碍康复,能够显著提高拔除气管插管后患者在离开 ICU 时经口进食率、降低拔管后肺炎发生率及住院时间。床边筛查是在拔管后 1 小时内分别先让患者饮水 5ml 和 60ml,由经培训合格的护士观察患者是否有误吸征象,包括:呛咳或发出汩汩声,如果没有该征象,可以考虑经口进食。如果有误吸征象,则在第二天 6~9a.m. 再次重复上述试验,如无误吸则可以予以经口进食,如仍有误吸,则于第三天 6~9a.m. 再次重复上述试验,如仍有误吸,则将患者转介到言语吞咽治疗组。

除了参与早期吞咽障碍的筛查之外,团队中的护士尚需关注神经重症吞咽障碍患者口腔卫生评估和护理,研究表明,这对于改善口腔健康评估工具评分、降低肺炎的发生率具有显著意义。同时,在口腔卫生的管理过程中,也会增加口面部感觉刺激、改善患者心理状态。团队中护士也可参与到间歇性经口食管管饲(intermittent oro-esophageal tube feeding, IOE)中,IOE 在无认知障碍、咽反射减弱的患者中操作成功率高。最后,吞咽障碍的康复宣教也需要专科护士的积极参与。

五、并发症与预后

(一)并发症

神经重症患者吞咽障碍一方面可因摄入减少导致患者出现营养不良、贫血和低蛋白血症;同时,矿物质和水摄入不足可引起水电解质紊乱,如,低钾血症和高钠血症等。另一方面,因为误吸可导致吸入性肺炎的发生率显著增高,引起发热、咳嗽、咳痰及精神萎靡等肺炎症状。这些均会不同程度阻碍患者康复,导致住院周期延长,再插管率、死亡率和致残率增加。

神经重症患者吞咽障碍也可合并出现肌肉减少症(sarcopenia)。有荟萃分析表明,60 岁以上人群肌肉减少症与吞咽障碍发生存在正相关关系。肌肉减少症患者吞咽相关肌肉会出现萎缩,引发吞咽障碍;吞咽障碍继发的营养不良也会引起肌肉减少症。然而两者之间的确切关系尚需更多前瞻性研究来阐明。

(二)预后

神经重症患者吞咽障碍经过积极的康复治疗,部分患者能够拔除气管套管、恢复正常经口饮食、减少误吸性肺炎发生;还有部分患者由于吞咽障碍严重,气管保护能力差,可能需要长期使用袖套式气管套管,以防止误吸性肺炎的发生,以及需要长期使用非经口进食的替代营养摄入途径(如鼻饲、胃造瘘、空肠造瘘)等。

(吴军发)

第四节　发作性交感神经过度兴奋

一、概述

颅脑损伤患者时常会出现交感神经过度兴奋的症状。尽管早在 90 年前临床医生就已经认识到这种临床症候群,但最近它才被正式命名为"发作性交感神经过度兴奋"(paroxysmal sympathetic hyperactivity, PSH)。PSH 的误诊和漏诊将导致颅脑损伤患者的治疗费用增加、住院日延长以及康复的延迟。因此,及时的诊断和治疗非常重要。

(一)名词术语

2014 年的国际专家共识将 PSH 定义为一种出现在严重获得性颅脑损伤存活者中的、同步的、发作性的、短暂的交感神经活动增加(心率增快、血压升高、呼吸急促、体温升高、大汗等)和运动(肌张力)障碍。

(二)流行病学

PSH 多见于颅脑损伤患者,文献报道 PSH 的发生率为 8%~33%,与脑损伤程度无明显相关性。儿童患者 PSH 发生率的相关文献较为有限,发生率 13%~14%,甚至高达 20%。有研究报道约 10% 的创伤性颅脑损伤患者、31% 的心脏骤停患者会出现 PSH,在脑炎和脑膜炎患者中 PSH 的发生率可高达 41%。

（三）病因与病理生理

PSH 的病因以创伤性颅脑损伤（80%）最为多见，其次是缺氧性脑损伤（10%），脑卒中（5%），也可见于其他疾病，如脑积水、肿瘤、低血糖、感染或非特异的疾病。

PSH 的病理生理机制尚未明确。目前比较公认的是兴奋 - 抑制比模型。该模型提出脑干和间脑之间存在抑制脊髓感觉传入的中枢，以限制脊髓传入感觉信号的放大和敏化。在脑损伤之后，该抑制中枢遭到破坏，脊髓的兴奋和抑制失平衡，各种伤害性和非伤害性刺激被放大和敏化而引起触摸痛，从而诱发 PSH。

（四）临床诊断

2014 年国际专家对 PSH 的诊断标准达成了专家共识，提出了临床评分系统——PSH 评估方法（PSH assessment measure，PSH-AM）。PSH-AM 由两部分组成：临床特征量表（clinical feature scale，CFS）和可能性诊断工具（diagnosis likelihood tool，DLT），见表 2-4-1 和表 2-4-2。

表 2-4-1　临床特征量表（CFS）

	0	1	2	3
心率 /（次 /min）	<100	100~119	120~139	≥140
呼吸 /（次 /min）	<18	18~23	24~29	≥30
收缩压 /mmHg	<140	140~159	160~179	≥180
体温 /℃	<37.0	37.0~37.9	38.0~38.9	≥39.0
出汗	无	轻度	中度	重度
发作时的肌张力	正常	轻度增高	中度增高	重度增高

注：1mmHg=133.322Pa。

表 2-4-2　可能性诊断工具（DLT）

是否具备如下特点（每项 1 分）
获得性颅脑损伤病史
特征性临床表现同时出现
发作具有阵发性
对一般的非疼痛刺激产生过度的交感反应
发作中无副交感兴奋的表现
每天发作≥2 次
持续发作 >3 天
脑损伤后 2 周持续发作
无其他发作诱因
需用到减轻交感反应的药物
对其他鉴别诊断进行治疗后症状仍然持续

CFS 每项 0~3 分，总分 18 分，总分代表 PSH 的严重程度（0 分：无；1~6 分：轻度；7~12 分：中度；13~18 分：重度）。DLT 每项 1 分，总分 11 分。

PSH-AM 总分 =CFS 总分 +DLT 总分，<8 分可排除 PSH，8~16 分提示可能为 PSH，≥17 分则可诊断为 PSH。

（五）鉴别诊断

除颅脑损伤外，PSH类似症状尚可出现在其他疾病，如家族性遗传性自主神经功能障碍、病毒感染后自主神经功能障碍、吉兰-巴雷综合征伴发的自主神经功能障碍、脊髓损伤后的自主神经功能障碍。尚需与恶性高热、间脑癫痫或非惊厥性癫痫、神经阻滞剂恶性综合征、颅内压升高、中枢热、感染或脓毒症、毒麻药物戒断等鉴别。

二、临床治疗

（一）一般治疗

营养支持治疗对PSH患者非常重要。有文献报道，在PSH发作期间，静息能量消耗是平时的3倍，一些PSH患者从重症监护室过度到康复病房的过程中，体重下降达25%~29%，因此应给患者提供足够的能量支持。

（二）药物治疗

治疗PSH的药物主要作用于靶特异性细胞表面蛋白，主要包括阿片受体、α-肾上腺素能受体和β-肾上腺素能受体、GABA-A和GABA-B受体、多巴胺受体和电压门控钙通道等。

1. 阿片受体激动剂　阿片受体激动剂的作用机制可能是抑制中枢交感神经的兴奋，减少冲动传出。吗啡是最常用的药物，其次是美沙酮、芬太尼等。吗啡具有镇痛、降低血压和心率、抑制呼吸的作用，常作为终止PSH急性发作的一线药物。吗啡呈剂量依赖性，使用时应充分权衡利弊，必要时可维持治疗至康复阶段。

2. α_2受体激动剂　α_2受体激动剂可通过激活α_2肾上腺素能受体，抑制中枢交感神经的冲动传出，减少儿茶酚胺释放并降低周围血管阻力，从而减慢心率和降低血压。可乐定常作为控制发作期血压和心率的首选药物，但对控制其他症状无效，故常需与其他药物联用。右美托咪啶是一种具有镇静作用的α_2受体激动剂，同时具有抑制交感兴奋、镇痛的作用，是重症监护室常用的镇静剂。

3. β受体阻滞剂　非选择性β受体阻滞剂可通过阻断中枢β受体、降低外周组织对交感神经的反应性，起到控制症状的作用。普萘洛尔是最常用的药物，因其具有良好的亲脂性和渗透性，可透过血-脑屏障，对高血压、心动过速具有较好的疗效，并且能减轻PSH高热状态所引起的脑损伤。拉贝洛尔可同时阻断α受体和β受体，也被用于控制PSH的高血压和心动过速。选择性β受体阻滞剂对控制PSH症状无明显疗效。

4. GABA-A受体激动剂　苯二氮䓬类药物通过作用于抑制性GABA-A受体而发挥镇静、抗惊厥、肌松等作用，可通过其镇静作用控制PSH的发作，常用药物包括咪达唑仑、氯硝西泮、氯羟去甲安定等，多和其他药物联用。此类药物突然停药可能会诱发癫痫发作和PSH症状恶化，应逐渐减量以避免并发症的发生。

5. GABA-B受体激动剂　巴氯芬通过激活GABA-B受体激动剂，抑制兴奋性氨基酸的释放，降低脊髓突触和脊髓后根间的反射电位，从而起到骨骼肌松弛的作用。在少数病例报告中，口服巴氯芬对控制难治性的PSH有一定作用。

6. 多巴胺受体激动剂　溴隐亭可能通过选择性激活多巴胺受体，抑制交感兴奋，对中枢性高热和肌张力障碍具有良好的疗效。但溴隐亭可降低癫痫发作的阈值，且会影响降压药的疗效，因此在伴有血压升高患者中的应用受到限制。

7. 电压门控钙通道　加巴喷丁主要作用于脊髓后角的突触后电压依赖钙通道亚基，抑制神经元兴奋传出，可减少自主神经异常、减轻疼痛，并有一定的镇静作用，常与β受体阻滞剂、阿片类受体激动剂等其他药物联用,具有良好的控制效果,可用于长期用药。

(三)高压氧治疗

高压氧可改善受损脑细胞内线粒体的有氧代谢,从而改善预后。有研究发现,对于药物治疗效果欠佳的 PSH,高压氧可降低发作频率、改善患者的肌张力障碍,但其疗效仍需更多临床证据支持。

三、康复治疗与预后

PSH 作为脑损伤的一种严重并发症,可能会从急性期 ICU 一直延续到康复阶段,针对性的康复治疗往往体现在脑损伤的各项康复措施中。

(一)康复治疗

避免诱发发作的不良刺激,保持舒适体位,定时翻身;防止关节挛缩和皮肤破损;减少疼痛;避免环境温度过度变化。关注患者的认知功能和情绪也十分重要。给与适当的锻炼、应激处理、生物反馈治疗有助于患者的康复。

(二)预后

目前认为,脑损伤后合并 PSH 的患者,格拉斯哥预后评分(GOS)和功能独立性评分(FIM)均有下降,残疾分级量表(disability rating scale, DRS)评分增加;患者更需要肠内营养支持和气管切开;死亡率增加,残疾程度增加。虽然在 ICU 停留时间缩短,但在康复机构需要的时间更长。

(谢秋幼)

第五节　神经源性膀胱

各种原因导致的下尿路功能障碍已逐渐被人们重视,相关的专业委员会均组织了专家编写指南与共识,如国际尿控协会、欧洲泌尿外科学会已制定了关于神经源性下尿路功能障碍的名词规范和《神经源性下尿路功能障碍诊治指南》,中华医学会泌尿外科学分会也发布了《神经源性膀胱诊断治疗指南》。为进一步规范神经源性膀胱的康复,为临床康复工作者提供关于神经源性膀胱康复依据,在中国康复医学会重症专业委员会的组织领导下,我们参照国内相关指南编写,以期为我国不同层级的康复工作者开展神经源性膀胱康复提供参考与指导意见。

一、概述

(一)名词术语

神经源性膀胱(neurogenic bladder, NB)是由于神经控制机制出现紊乱而导致的下尿路功能障碍,通常需在存有神经病变的前提下才能诊断。神经源性膀胱可引起多种并发症,最严重的是上尿路损害、肾功能衰竭。

卒中后神经源性膀胱(neurogenic bladder, PSNB),卒中急性期多发生尿潴留,随病程延长可恢复正常,或转变为持续排尿困难或继发尿失禁,又称为"卒中后排尿困难"和"卒中后尿失禁"等。

(二)流行病学

由于神经源性膀胱可由多种疾病所致,可表现为尿失禁和 / 或排尿困难,目前各家报道发病率不一。我国老年患者出现尿失禁,65岁以下者发生率为5%左右,而75岁以上者则升高到6.67%,同国外报道的发生率类似;而生活于慈善机构和老年社区中的老年女性(60岁以上)尿失禁发生率报道为11%~18%。国外20世纪末报道的脑卒中急性期尿失禁发生率为32%~79%,无意识障碍的社区脑卒中人群中,卒中的急性期尿失禁发生率为40%,脑卒中后3个月为19%,12个月后为15%。我国报道的发生率为1周内合并尿失禁者为50.9%,3个月后尿失禁发生率为12.3%,其他报道的差异性较大,分析原因考虑与调查人群、病程和脑卒中部位等因素对于下尿路症状影响差异有关。PSNB也是脑卒中预后不良和死亡率升高的预测指标。Kolominsky-Rabas等研究了脑卒中后3个月尿失禁组的死亡率为14.7%,脑卒中后10天内伴有尿失禁的病死率高达31.2%,高于脑卒中后无尿失禁组(7.4%)。脊柱疾病由于导致NB的病因、脊段不同,发病率差异较大,为1%~56%。

(三)病因及病理生理

所有可能影响储尿和/或排尿神经调节过程的神经系统病变(包括中枢性、外周性),均可导致NB,脑卒中、脊髓损伤是引起NB的常见原因。外伤性、感染性、医源性或血管源性等原因皆可导致脊髓损伤。下尿路(膀胱和尿道)的两个主要功能是在适当的时机进行储尿和排尿,控制尿液排出的神经通路是非常复杂的,正常的尿液排泄本质上是中枢调节下的一种脊髓反射(图2-5-1)。损伤调节反射弧的任一部位都会引起NB。

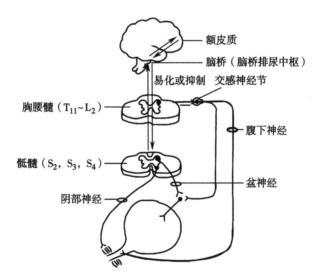

图2-5-1　正常排尿生理调控图

(四)临床诊断

神经源性膀胱功能障碍是动态进展的,必须对患者的储尿及排尿功能、临床表现及全身情况进行动态评估和分型。神经源性膀胱的诊断包括询问病史、症状评估、体格检查、实验室检查及专科评估。专科评估包括:①泌尿系超声;②泌尿系平片(KUB)和静脉肾盂造影(IVP);③膀胱尿道造影;④膀胱尿道镜检查;⑤泌尿系CT;⑥磁共振泌尿系水成像造影技术(magnetic resonance urography, MRU)。

尿动力学检查作为NB的分类基础,能够阐明下尿路病理生理的变化,为制订和调整治疗方案、随访治疗结果提供客观依据。

随着对排尿生理机制认识的深入,国际尿控协会将排尿功能障碍分为储尿期和排尿期两部分进行描述,并基于尿动力学结果,针对患者储尿期和排尿期的功能障碍提出一个分类系统。该分类可以较好地反映膀胱、尿道等下尿路的功能和临床症状,国际常用的分类包括根据临床表现和尿流动力学特点制定的分类方法:欧洲泌尿外科学会提供的 Madersbacher 分类方法及国际尿控协会下尿路功能障碍分类。

二、康复评定

（一）排尿日记

是一项半客观的检查项目,能反映每次排尿量、排尿间隔时间、患者的感觉、每天排尿总次数及总尿量,能客观反映患者的症状,建议记录 2~3 天以上,以得到可靠的结果。此项检查具有无创性和可重复性,推荐为必须进行的评估项目。

（二）尿动力学检查

尿动力学检查能对下尿路功能状态进行科学、客观和定量的评估,膀胱 - 输尿管反流尿动力学变量的差异取决于神经源性膀胱类型。患者病史、症状和体格检查结果是选择检查项目的主要依据。鉴于大部分尿动力学检查项目为有创性检查,因此应当先行排尿日记、单纯尿流率、残余尿量测定等无创检查项目,然后再进行充盈期膀胱测压、排尿期压力 - 流率测定、影像尿动力学检查、肌电图检查、神经电生理检查等有创检查项目。

在尿动力学检查的过程中,认识和排除由受检者、检查者和仪器设备等因素产生的赝像,对正确分析和解释检查结果具有重要意义。建议在检查前 48 小时停用可能影响下尿路功能的药物;鉴于脊髓损伤患者大多存在便秘,故推荐在检查前一天晚上进行灌肠,清除直肠内粪块;检查前拔除尿管或关闭膀胱造瘘管,否则在解释所获得的数据时要考虑到这些因素的影响。对存在泌尿系感染高危因素的患者,检查后可选择使用抗生素或中药。常用的尿动力学检查项目:①单纯尿流率;②残余尿量测量;③充盈期膀胱测压;④漏尿点压测定;⑤压力 - 流率测定;⑥肌电图检查;⑦尿道测压;⑧影像尿动力学检查。

（三）神经电生理检查

神经电生理检查是对神经系统物理检查的延伸,是专门针对盆底和下尿路神经支配情况的检查,对脊髓损伤后神经源性膀胱和盆底功能障碍的诊断、治疗方法选择和预后评估有一定的参考价值。常用的检查项目:①球海绵体反射(bulbocavernous reflex, BCR);②阴部神经体感诱发电位(somatosensory evoked potential, SEP);③阴部神经运动诱发电位(motor evoked potential, MEP);④阴部神经传导测定(nerve conduction studies, NCS);⑤自主神经反应测定;⑥下尿路的电敏感性。

（四）其他特殊检查

为确定有无逼尿肌反射存在,以及鉴别神经损伤平面位于上运动神经元还是下运动神经元,可在充盈期膀胱测压过程中行诱发试验。逼尿肌过度活动往往可以通过增加腹压、改变体位、快速灌注刺激性介质、注射拟胆碱药物等方式诱发出来。相关检查方法有:①冰水试验(ice water test, IWT);②氯贝胆碱超敏试验(bethanechol supersensitivity test, BST)。

三、康复治疗

（一）康复原则

对于神经源性膀胱的处理,应从整体上考虑患者的膀胱管理,采取个体化的处理方案。

总的原则是：①降低上尿路损害的风险,减少膀胱输尿管反流,保护上尿路;②增加膀胱顺应性,恢复膀胱正常容量,恢复低压储尿功能;③减少尿失禁;④恢复控尿能力;⑤减少和避免泌尿系感染和结石形成等并发症。

制订治疗方案应遵循个体化原则,要综合考虑患者的性别、年龄、身体状况、社会经济条件、生活环境、文化习俗、宗教习惯、潜在的治疗风险与收益比,结合患者个体情况确定治疗方案。选择治疗方式应遵循逐渐从无创、微创到有创的原则。由于患者病情具有临床进展性,因此对患者泌尿系状态应定期随访,并且随访应伴随终身。随病情进展,要及时调整治疗方案。

（二）康复目标

首要目标为保护上尿路功能,保证排尿期和/或储尿期膀胱压力处于安全范围内,保证低压、完全的膀胱排空。次要目标为提高控尿能力,预防泌尿系感染,提高患者生活质量。

（三）康复流程

早发现、早诊断及早治疗,对改善预后尤为重要,具体诊治流程可参照诊治流程图（图 2-5-2~ 图 2-5-4 ）。

（四）康复方法

早期处理以留置导尿为主。可以采用经尿道或经耻骨上瘘道留置导尿的方式,短期内不必定期夹闭导尿管。这个阶段最主要是预防膀胱过度储尿和感染。进入恢复期后,应尽早进行尿动力学检查评价膀胱尿道的功能状态。尽早拔除留置导尿管,采取膀胱再训练、间歇性导尿等方法,促进患者达到预期的康复目标。残余尿量 <100ml 或膀胱容量的 20%,无其他泌尿系并发症可考虑停止间歇性导尿。

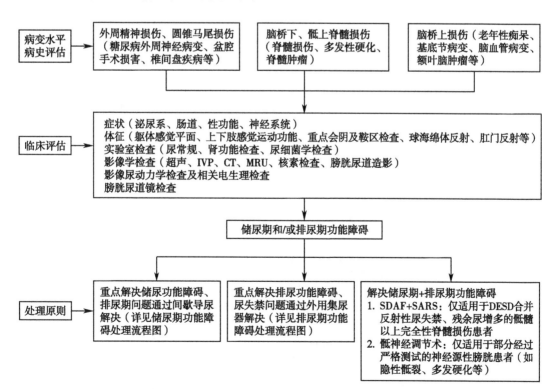

图 2-5-2 神经源性膀胱诊治流程图

31

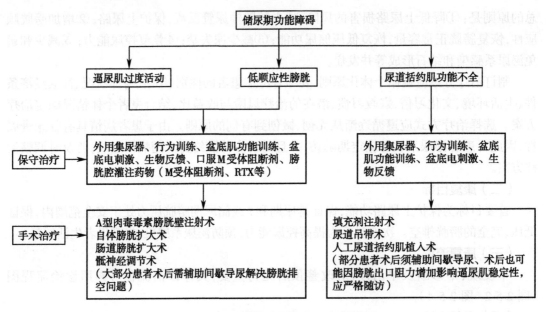

图 2-5-3　储尿期功能障碍处理流程图

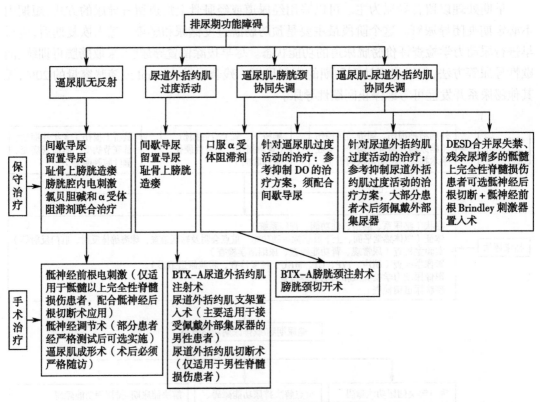

图 2-5-4　排尿期功能障碍处理流程图

1. 间歇性导尿术（intermittent catheterization, IC）　间歇性导尿术被国际尿控协会推荐为协助神经源性膀胱患者排空膀胱的首选措施，是协助膀胱排空的金标准。间歇性导尿术包括无菌间歇性导尿术（sterile intermittent catheterization, SIC）和清洁间歇性导尿术（clean Intermittent self-catheterization, CIC）。

间歇导尿的前提条件包括：①患者有足够的膀胱容量，规律饮水，保持24小时尿量约1 500~2 000ml；②每4~6小时导尿1次，可以根据导出的尿量进行适当增减，每次导出的尿量不超过500ml；③患者病情稳定，不需要抢救、监护治疗或大量的输液治疗。

间歇性导尿术适用于神经源性或非神经源性膀胱功能障碍引起的膀胱逼尿肌活动性低下或收缩力减弱的患者、膀胱逼尿肌过度活动被控制后存在排空障碍的患者、部分膀胱梗阻和膀胱排空不完全患者的治疗以及诊断性检查。

间歇导尿的禁忌证包括：①并发尿道或膀胱损伤（尿道出血、血尿）；②并发尿道畸形、狭窄、尿道炎、尿道脓肿；③并发膀胱颈梗阻、严重前列腺增生症；④并发膀胱输尿管反流、肾积水；⑤盆底肌肉或尿道外括约肌严重痉挛；⑥严重自主神经过反射；⑦严重尿失禁。

间歇导尿的要点包括：①选择适当尺寸的导尿管，推荐使用12~14Fr的导管（女性可以选用14Fr或16Fr）；②无菌操作，尿道外口消毒后，经尿道无菌插管；③充分润滑尿道；推荐使用润滑剂以避免发生尿道损伤等并发症；④轻柔操作，缓慢插入导尿管，避免损伤尿道黏膜；⑤完全引流尿液后，轻微按压耻骨上区，同时缓慢拔出导尿管，尿管完全拔出前夹闭尿管末端，完全拔出尿管，防止尿液反流。

2. 留置导尿（indwelling catheterization）　留置导尿是用无菌技术经尿道将大小合适的导尿管插入膀胱以引流尿液的方法。对于重症、上尿路受损或膀胱输尿管反流、体质虚弱不能排空膀胱或不适合其他膀胱管理方法的患者需要进行经尿道留置导尿。

3. 尿失禁的康复方法　男性患者可使用阴茎套集尿器或纸尿裤处理尿失禁，女性尿失禁患者可垫护垫或穿纸尿裤。对有尿失禁的患者应注意会阴部皮肤的护理，及时更换尿垫、尿裤、集尿器，每天用温水清洗会阴，保持会阴清洁干燥，防止臀红、湿疹等的发生。如患者会阴部有伤口或骶尾部有压疮，同时伴有尿失禁，应先留置尿管让其伤口或压疮愈合后再行间歇导尿。

4. 行为训练　行为训练是指将行为分解为细小的、可以测量的单元，通过系统训练，产生强化作用，从而帮助建立行为习惯的一种训练方法。通过行为训练能改善神经源性膀胱患者的排尿行为。膀胱再训练（图2-5-5）为其他疗法的辅助方法。

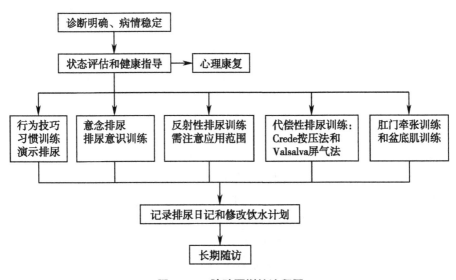

图2-5-5　膀胱再训练流程图

5. 辅助排尿

（1）扳机点排尿：通过叩击耻骨上膀胱区、挤压阴茎、牵拉阴毛、摩擦大腿内侧、刺激肛门等刺激，诱发逼尿肌收缩和尿道括约肌松弛，产生排尿。扳机点排尿的本质是刺激诱发骶反射排尿，其前提是具备完整的骶神经反射弧。扳机点排尿并不是一种安全的排尿模式，仅适用于少数骶上脊髓损伤的患者，方案实施前需要运用尿流动力学测定来确定膀胱功能状况。

（2）代偿性排尿训练：①Crede 手法排尿，用拳头于脐下 3cm 处深按压，并向耻骨方向滚动，动作缓慢柔和，同时嘱患者增加腹压帮助排尿。②Valsalva 排尿，指排尿时通过 Valsalva 动作（屏气、收紧腹肌等）增加腹压将尿液挤出。

应严格按指征慎重选择，只适用于骶下神经病变患者，已有膀胱输尿管反流的病例除外。应在尿流动力学检查允许的前提下才能施行，并严密随访观察上尿路安全状态。对已经接受尿道括约肌切断术、A 型肉毒毒素尿道括约肌注射术等降低膀胱出口阻力治疗的患者，可通过 Crede 手法和 Valsalva 法联合使用促进排空。

由于辅助排尿可能导致膀胱压力超过安全范围，容易导致膀胱输尿管逆流，导致上尿路损害，临床上不推荐常规使用。该类方法的禁忌证主要包括存在膀胱输尿管反流、膀胱出口梗阻、逼尿肌 - 括约肌协同失调、肾积水、盆腔器官脱垂、症状性泌尿系感染、合并疝气等。

6. 盆底肌肉锻炼

（1）Kegels 训练：应用于产后尿失禁患者，以加强盆底肌肉收缩力。

（2）阴道重力锥训练：阴道锥置入患者阴道内、肛提肌以上，当重物置于阴道内时，会提供感觉性反馈，通过收缩肛提肌维持其位置保证阴道锥不落下，依次增加阴道锥重量，从而提高盆底收缩力。

对于不完全去神经化的神经源性尿失禁及神经源性逼尿肌过度活动患者，推荐使用该类方法以增强盆底与括约肌力量，从而改善尿失禁、抑制逼尿肌过度活动。结合生物反馈方法进行盆底肌肉锻炼，能够加强肌肉收缩后放松的效率和盆底肌张力，巩固盆底肌肉锻炼的效果。

7. 盆底生物反馈　可结合其他盆底锻炼方法，应用肌电生物反馈（electromyography biofeedback，EMGBF）来指导训练盆底肌，可以加强盆底肌张力和控制能力，巩固盆底肌训练的效果。

8. 关于肢体康复　缺血性卒中早期就可采用多种康复治疗，出血性脑血管病待病情稳定后可以制订个体化康复方案，肢体功能的改善有利于姿势转换能力的提高，对预防和改善排尿障碍具有意义。

9. 针灸疗法　具有易于操作、痛苦小、经济等优点，可作为改善神经源性下尿路功能障碍的选择方法。

10. 药物治疗　目前尚无针对 NB 的特效药物，现有药物也因其副作用及并发症在神经重症患者的临床应用中受到限制，不建议常规使用。常用口服药有：M 胆碱受体阻滞剂阿托品；高选择性 M 受体阻断剂托特罗定、索利那新；选择性 α_1 受体阻滞剂特拉唑嗪、阿夫唑嗪等。经典验方和中成药较多，文献报道具有一定作用，缺乏循证医学证据。对于因情绪、心理因素影响者可以给予抗焦虑抑郁药物治疗。

11. 手术治疗和术式选择　需由泌尿外科医师决定并实施，具体参见中华医学会泌尿外科学分会尿控学组制定的指南。

12. **组织工程学和干细胞治疗** 可能成为治疗 NB 的新方法和新方向。

13. **膀胱造瘘** 膀胱造瘘是发展中国家治疗尿潴留和尿失禁的重要方法。脊髓损伤患者在急性期通过短期耻骨上膀胱造瘘来引流尿液是安全的,可以降低由于导尿或留置尿管带来的尿道感染、附睾炎、尿道损伤的发生率,减少患者的不便和护理工作量,但具有一定创伤。

14. **膀胱灌注或膀胱冲洗** 多项研究已证实,人工冲洗膀胱没有预防感染的作用,相反有增加感染的可能,常规冲洗膀胱可能增加输尿管反流。因此,不推荐急性期常规应用;但在出现脓尿、血尿、尿液浑浊或尿管引流不畅时则可以进行膀胱冲洗。清洗尿道外口仅有清洁的作用。

15. **A 型肉毒毒素(botulinum toxin type A,BTX-A)注射术**

(1)膀胱壁 BTX-A 注射术:抗胆碱能药物治疗无效、但膀胱壁尚未纤维化的脊髓损伤后逼尿肌过度活动患者可行膀胱壁 BTX-A 注射术。推荐:成人的应用剂量为 BTX-A 300IU,使用时将 300IU 的 BTX-A 溶于 15ml 注射用水中,在膀胱镜下通过特制的注射针分 30 个点将其均匀注射于膀胱顶部、体部、两侧壁的逼尿肌内,注射时避开膀胱颈和输尿管开口,但不一定避开膀胱三角区。大多数患者接受注射后 1 周左右显效,疗效维持约 6~9 个月,随着时间推移治疗效果逐渐下降。目前文献表明,重复注射治疗不影响临床效果和膀胱壁组织结构。此方法疗效肯定,避免了膀胱扩大术的外科并发症,可重复应用,推荐临床使用。

(2)尿道括约肌 BTX-A 注射术:主要应用于成人保守治疗无效的逼尿肌 - 尿道外括约肌协同失调(detrusor-external sphincter dyssynergia,DESD)的治疗。一般应用剂量为 BTX-A 100~200IU,注射前将其溶于 5~10ml 注射用水中,在膀胱镜下通过特制的注射针于 3、6、9、12 点位将其注射于尿道外括约肌内。术后大多数患者残余尿量减少,排尿期最大逼尿肌压降低,大约 4% 的患者术后出现压力性尿失禁症状。术后疗效平均维持 3~9 个月,随着时间推移治疗效果逐渐下降。

16. **电刺激** 经阴道或肛门途径进行盆底肌肉电刺激。对于盆底肌和尿道括约肌不完全去神经化的患者,使用经阴道或肛门电极进行盆底电刺激,能够改善尿失禁,同时抑制逼尿肌过度活动。盆底电刺激结合生物反馈治疗可以在增加盆底肌肉觉醒性的同时使肌肉被动收缩。膀胱腔内电刺激(intravesical electrical stimulation,IVES)是目前对于中枢或外周神经不完全性损伤患者唯一既能够改善膀胱感觉功能、又能够促进排尿反射的治疗方法。只有当逼尿肌与大脑皮质之间的传入神经通路完整,并且逼尿肌尚能收缩,膀胱腔内电刺激才可能有效。体表电刺激,指耻骨上和骶骨处(置于骶骨后 S_2、S_4 骶孔表面)的电刺激治疗,临床可酌情选择使用。

四、并发症及预后

(一)并发症

NB 的并发症尿路损伤和出血常与操作相关,如出现尿路结石、肾积水和肾功能不全,建议由专科治疗。

1. **泌尿系感染(urinary tract infection,UTI)** 常见的易感因素有导尿管相关的细菌定植、膀胱内压增高、膀胱输尿管反流、机体防御能力下降、留置尿管对下尿路黏膜的损伤、长期卧床、喝水过少、并发尿路结石等。导尿管相关性尿路感染是继发泌尿系感染的最常见原因。

尿路感染最常见的细菌以大肠埃希菌居首位,其次是铜绿假单胞菌、克雷伯菌属,部分为金黄色葡萄球菌和表皮葡萄球菌,肠球菌也可见到。有时尿液病原菌培养呈混合感染。

降低膀胱压、排空膀胱和纠正不正确的排尿方式、去除泌尿系结石等措施应贯穿于 UTI 治疗与预防的整个过程,在开始经验性治疗前进行尿培养,根据药敏试验选择性使用抗生素。大部分无症状性菌尿患者无需抗生素治疗。不推荐常规膀胱冲洗,尤其是用抗生素盐水进行常规膀胱冲洗,以及预防性使用抗生素来防治 NB 患者 UTI。

2. 自主神经反射障碍 自主神经反射障碍(autonomic dysreflexia,AD)常见于损伤平面为 T_6 及以上的脊髓损伤患者。各种有害刺激均可诱发自主神经反射障碍,但最常见的有害刺激来自膀胱。75%~80% 的自主神经反射障碍是由于膀胱膨胀或导尿而诱发,逼尿肌过度活动、逼尿肌括约肌协同失调(detrusor-sphincter dyssynergia,DSD)、大量残余尿、膀胱结石、留置尿管和气囊刺激等均是常见诱因。其次,有害刺激来自胃肠道,如便秘、栓剂、灌肠和其他因素刺激直肠等。自主神经反射障碍以突发恶性高血压为特点,伴或不伴有搏动性头痛、大量出汗、面色潮红、心动过缓、畏寒、焦虑等症状和体征。

自主神经反射障碍的治疗首先是预防。若发生自主神经反射障碍,需停止任何活动,并且必须尽快分析可能诱发自主神经反射障碍的主要诱因。患者必须置于头与躯干抬起、下肢略低的体位(降低血压并增加静脉回流),并对心率和血压加以监控。诱因分析包括膀胱、肠道、皮肤、腹部、运动器官、脉管系统与全身因素的排查。自主神经反射障碍一旦发生,可危及生命,需急诊处理。首先应立即去除引起自主神经反射障碍的有害因素,如松解患者的衣裤,患者应坐位,适当引流膀胱。若症状未缓解或收缩压 >150mmHg,可使用降压药物,如舌下含服硝苯地平、口服 α 受体阻断剂。出现恶性高血压者,需静脉维持使用抗高血压药,并给予床旁血压监护。

（二）预后

神经源性膀胱上尿路、下尿路都可能随着自然病程延长而变化,尤其是脊髓损伤患者。应尽可能地保护上尿路的安全,降低泌尿系并发症的风险,使患者能主动参与膀胱的管理,使用间歇性导尿替代留置尿管,提高生活质量。如患者有不适或发现尿液颜色、性状等异常,应及时就诊。

（官昌伦　周建菊）

第六节　急性胃肠损伤及营养

一、概述

重症患者的胃肠道问题已经受到广泛的重视。2012 年,欧洲重症医学会腹部疾病工作组正式提出急性胃肠损伤(acute gastrointestinal injury,AGI)的概念,明确 AGI 是急性危重疾病本身导致的胃肠道功能障碍,是多器官功能障碍(MODS)的一部分,包括急性胃黏膜病变(应激性溃疡)、麻痹性肠梗阻、腹腔内高压(intra-abdominal hypertension,IAH)、腹腔间隔室综合征(abdominal compartment syndrome,ACS)等。难以缓解的严重腹胀常常是神经重症患者死亡的独立危险因素,应在早期始终给予密切关注,积极进行预防性康复。

中、重度脑损伤的患者机体迅速进入高新陈代谢、高分解代谢状态,对营养摄入的要求超过平常 40% 左右。吞咽障碍和误吸、反复肺部感染、中高度发热、痉挛抽搐等都导致能量消耗与营养缺乏更为突出,病程长,除大营养素缺乏外,常伴有微营养素缺乏,都将直接影响大脑及机体的修复。

由此可见,胃肠道问题和营养不良是神经重症康复中的基础问题,其重要性不容忽略。关于营养康复,更详尽的内容请参阅第六章。本节重点阐述急性胃肠损伤、喂养方法选择及流程,其中难以缓解的严重便秘腹胀,尤应引起重视。

（一）名词术语

1. 喂养不耐受综合征　是指各种原因（呕吐、胃潴留、腹泻、胃肠道出血等等）导致的肠内营养不耐受。

2. 肠扩张　是指结肠直径超过 6cm（盲肠超过 9cm）或者小肠直径超过 3cm。通过腹部平片或者 CT 可以明确。

3. 腹泻　是指每天 3 次或以上的稀便或水样大便,总重量超过 200~250g/d（或体积超过 250ml/d）。

4. 下消化道麻痹（麻痹性肠梗阻）　是指肠蠕动减少导致的肠道排便功能障碍。临床表现为停止排便连续 3 天或者以上,肠鸣音可能存在或消失,需除外机械性梗阻。

（二）病因与病理生理

AGI 主要病因可分为 3 类。疾病相关性（如下丘脑功能障碍、低钾血症等）、肠内营养喂养相关性和药物相关性。由此,胃肠道屏障完整性或功能受损、胃肠道缺血缺氧、低钾、胃肠动力不足、肠内营养摄入障碍、肠道菌群失调及易位,可导致喂养不耐受、严重腹泻、便秘、肠扩张胀气、麻痹性肠梗阻;严重者肠道毒素大量入血,可导致严重内环境紊乱、低血容量性或脓毒性休克、多脏器功能损伤 / 衰竭,甚至危及生命。

（三）临床诊断

①继发性于颅内急性病变、颅脑创伤或手术、心肺复苏后、肺炎等,是对严重疾病反应的结果;②无胃肠系统原发疾病;③符合胃肠道损伤程度分级标准（见下述临床评定）。

二、临床评定

（一）一般评定

对 AGI 危险因素进行高危人群筛查,危险因素包括:严重颅脑或脊髓损伤,GCS 评分 <8 分,手术时间 >4h,严重颅内压增高,颅内感染,休克,机械通气 >48h,抗凝剂、大剂量糖皮质激素应用,消化道出血史等。

（二）胃肠道损伤分级

1. AGI Ⅰ级　有发生胃肠功能不全或衰竭的风险。胃肠道功能部分受损,表现为病因明确的暂时的胃肠道症状,具有暂时性和自限性的特点。

2. AGI Ⅱ级　胃肠功能不全。胃肠道的消化吸收功能不能满足机体对营养物质和水的需求。但还没有影响到患者的全身情况。如胃轻瘫伴大量胃潴留或反流、下消化道麻痹、腹泻、腹腔内高压（IAH）Ⅰ级（腹内压达 12~15mmHg）、胃内容物或粪便中可见出血、存在喂养不耐受［尝试肠内营养途径 72 小时未达到 20kcal/（kg·day）的目标］（1kcal=4.186 8kJ）。

3. AGI Ⅲ级　胃肠功能衰竭。胃肠功能丧失,尽管采取治疗干预,胃肠功能不能恢复,而且全身情况没有改善。

4. AGI Ⅳ级　胃肠功能衰竭。已发展成为直接危及生命的因素,并伴有多脏器功能不全和休克。

（三）简易胃肠功能评分（表2-6-1）

表2-6-1 简易胃肠功能评分法

评价内容	计分内容			
分值	0分	1分	2分	5分
腹胀腹痛	无	轻度腹胀 无腹痛	明显腹胀 或腹痛自行缓解 或腹内压 15~20mmHg	严重腹胀 或腹痛不能自行缓解 或腹内压 >20mmHg
恶心/呕吐	无，或持续胃减压无症状	恶心但无呕吐	恶心呕吐（不需胃肠减压） 或胃残留量 >250ml	呕吐，且需胃肠减压 或胃残留量 >500ml
腹泻	无	稀便 3~5 次/d 且量 <500ml	稀便≥5 次/d 且量 500~1 500ml	稀便≥5 次/d 且量≥1 500ml

注：1mmHg=133.322Pa。

三、康复治疗

神经重症患者并发 AGI 的基本治疗原则为：消除产生过度炎症反应的条件、改善胃肠道黏膜血灌注，保护肠黏膜屏障，同时应注重积极预防 AGI，主要预防措施包括：高危人群筛查，尽早防范，降低发病风险；积极处理原发疾病；评估胃肠道功能及营养状况；予以规范营养支持。

（一）严重腹胀的处理

肠道潴留过量气体，超过每天生理量的 150ml，造成腹部显著胀气，膈肌抬高，严重时刻影响呼吸及回心血量。应在积极治疗原发病，去除病因，改善循环的基础上做到：①卧床患者应首先确认床头抬高 30°~45°，及时排除胃肠道梗阻后给予促进胃肠动力药物，如腹胀不缓解应给予幽门后喂养并停用促动力药；②维持水电解质平衡，胃肠减压，但择期手术后患者不推荐常规使用鼻胃管减压；③盲肠直径超过 10cm 且 24 小时无改善者，排除机械性肠梗阻后建议静脉使用新斯的明；④盲肠直径超过 10cm 保守治疗 24~48 小时未改善者，使用结肠镜减压；⑤盲肠直径≤12cm 时，联合结肠镜减压的保守治疗可持续 48~72 小时；⑥保守治疗无效者多存在穿孔风险，建议外科手术治疗，推荐使用胸椎硬膜外麻醉的腹腔镜手术。

（二）急性胃肠损伤的处理

1. 分级处理 Ⅰ级：早期（24~48h）肠内营养，避免或减少使用损伤胃肠动力的药物（如儿茶酚胺、阿片类药物）。Ⅱ级：应用胃肠动力药，开始或维持肠内营养；如果发生大量胃潴留或反流，或喂养不耐受，可尝试给予少量的肠内营养；胃轻瘫患者，当促动力药无效时，考虑给予幽门后喂养。Ⅲ级：监测和处理腹腔高压；停用导致胃肠道麻痹的药物；避免给予早期的肠外营养（住 ICU 前 7 天）；常规尝试性给予少量的肠内营养，提倡滋养型肠内营养喂养；应用抑酸剂（H₂ 受体阻滞剂或质子泵抑制）、生长激素抑制剂；排除、处理其他疾病，维护脏器功能。Ⅳ级：停止肠内营养；应用抑酸剂、生长激素抑制剂；早期行消化道内镜检查。

2. 针灸、理疗等传统康复治疗手段的应用。

3. 肠内营养支持治疗 肠内营养的规范化应用,有利于患者胃肠黏膜的修复,主要机制为早期肠内营养可以中和胃酸,滋养胃肠黏膜,促进胃蠕动,刺激生长因子的产生,调控肠道菌群,保护肠黏膜屏障,改善肠道功能。同时,膳食纤维的应用可有效减少便秘/腹泻的发生。重症患者血流动力学稳定后,建议在胃肠功能评估的基础上,参考肠内营养喂养流程(图2-6-1),依据胃肠功能分级、肠内喂养耐受性和误吸风险高低,选择合适的肠内喂养方式。

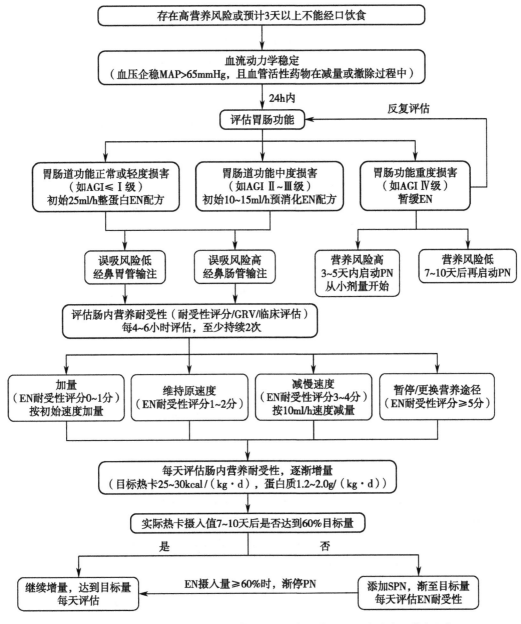

图 2-6-1 重症患者肠内营养喂养流程图(东部战区总医院重症医学中心)

(李百强)

参 考 文 献

［1］倪莹莹,王首红,宋为群,等.神经重症康复中国专家共识［J］.中国康复医学杂志,2018,33（1）:7-14.

［2］Caroline Schnakers, Steven Laureys. 昏迷和意识障碍［M］.何江弘,徐如祥,译. 武汉:湖北科学技术出版社,2015.

［3］Andrews K. International working party on the management of the vegetative state:summary report［J］. Brain Inj, 1996, 10（11）: 797-806.

［4］Van Erp WS, Lavrijsen JC, Vandelaaf FA, et al. The vegetative state/unresponsive wakefulness syndrome:a systematic review of prevalence studies［J］. Eur J Neurol, 2014, 21（11q）: 1361-1368.

［5］Bender A, Jox R J, Grill E, et al. Persistent vegetative state and minimally conscious state:a systematic review and meta-analysis of diagnostic procedures［J］. Dtsch Arztebl Int, 2015, 112（14）: 235-242.

［6］Thwaites H, Elliott KE, Munday R, et al. SMART-Recognising the value of existing practice and introducing recent developments:leaving nostone unturned in the assessment and treatment of the PDOC patient［J］. Neuropsycho Rehabil, 2017, 40（2）: 1-12.

［7］Gilutz Y, Lazary A, Karpin H, et al. Detailed behavioral assessment promotes accurate diagnosis in patients with disorders of consciousness［J］. Frontiers in Human Neuroscience, 2015, 9: 87.

［8］Wang F, Di H, Hu X, et al. Cerebral response to subject's own name showed high prognostic value in traumatic vegetative state［J］. BMC Med, 2015, 13: 83.

［9］Irimia A, Darrell J. Functional neuroimaging of traumatic brain injury:advances and clinical utility［J］. Neuropsychiatric Disease and Treatment, 2015, 11: 2355-2365.

［10］Duncan CC, Barry RJ, Connolly JF, et al. Event-related potentials in clinical research: Guidelines for eliciting, recording, and quantifying mismatch negativity, P300, and N400［J］. Clinical Neurophysiology, 2009, 120: 1883-1908.

［11］Arnaldi D, Terzaghi M, Cremascoli R et al. The prognostic value of sleep patterns disorders in of consciousness in the sub-acute phase［J］. Clinical Neurophysiology, 2016, 127（2）: 1445-1451.

［12］Martens G, Lejeune N, Obrien A T, et al. Randomized controlled trial of home-based 4-week tDCS in chronic minimally conscious state［J］. Brain Stimulation, 2018, 11（5）: 982-990.

［13］Sun Y, Wang J, Heine L, et al. Personalized objects can optimize the diagnosis of EMCS in the assessment of functional object use in the CRS-R: a double blind, randomized clinical trial［J］. BMC Neurology, 2018, 18（1）: 3.

［14］Sawyer E, Mauro LS, Ohlinger MJ. Amantadine enhancement of arousal and cognition after traumatic brain injury［J］. Ann Pharmacother, 2008, 42（2）: 247-252.

［15］Giacino JT, Whyte J, Bagiella E, et al. Placebo-controlled trial of amantadine for severe traumatic brain injury［J］. N Engl J Med, 2012, 366（9）: 819-826.

［16］Zhu XL, Poon WS, Chan CC, et al. Does intensive rehabilitation improve the functional outcome of patients with traumatic brain injury（TBI）?［J］A randomized controlled trial. Brain Inj, 2007, 21（7）: 681-690.

［17］Damkliang J, Considine J, Kent B, et al. Using an evidence-based care bundie to improve initial emergency nursing management of patients with severe traumatic brain injury［J］. J Clin Nurs, 2015, 24（23-24）: 3365-3373.

［18］Abbasi M, Mohammadi E, Sheaykh RA. Effect of a regular family visiting program as an affective, auditory, and tactile stimulation on the consciousness level of comatose patients with a head injury［J］. Jpn J Nurs Sci, 2009, 6（1）: 21-26.

［19］Lombardi F, Taricco M, De Tanti A, et al. Sensory stimulation for brain injured individuals in coma or vegetative state［J］. Cochrane Database of Systematic Reviews, 2002, 2002（2）: CD001427.

［20］Wu X, Zhang C, Feng J, et al. Right median nerve electrical stimulation for acute traumatic coma（the Asia Coma Electrical Stimulation trial）: study protocol for a randomised controlled trial［J］. Trials, 2017, 18（1）: 311.

［21］Lefaucheur JP, Antal A, Ayache SS, et al. Evidence-based guidelines on the therapeutic use of transcranial direct current stimulation（tDCS）［J］. Clin Neurophysiol, 2017, 128（1）: 56-92.

［22］Thibaut A, Bruno MA, Ledoux D, et al. tDCS in patients with disorders of consciousness: sham-controlled randomized double-blind study［J］. Neurology, 2014, 82（13）: 1112-1118.

［23］Crawford C, Teo L, Yang E, et al. Is Hyperbaric Oxygen Therapy Effective for Traumatic Brain Injury? A Rapid Evidence Assessment of the Literature and Recommendations for the Field［J］. J Head Trauma Rehabil, 2017, 32（3）: E27-E37.

［24］陈红霞. 神经系统疾病功能障碍中西医康复［M］. 北京: 人民卫生出版社, 2016.

［25］Ghikaschmid F, Ghika J, Regli F, et al. Hyperkinetic movement disorders during and after acute stroke: the Lausanne Stroke Registry［J］. Neurological Sciences, 1997, 146（2）: 109-116.

［26］Mehanna R, Jankovic J. Movement disorders in cerebrovascular disease［J］. The Lancet Neurology, 2013, 12（6）: 597-608.

［27］Handley A, Medcalf P, Hellier K, et al. Movement disorders after stroke［J］. Age & Ageing, 2009, 38（3）: 260.

［28］Nichols-Larsen DS, Clark PC, Zeringue A, et al. Factors influencing stroke survivors'quality of life during subacute recovery［J］. Stroke, 2005, 36（7）: 1480-1484.

［29］Wade DT, Wood VA, Heller A, et al. Walking after stroke. Measurement and recovery over the first 3 months. ［J］. Scand J Rehabil Med, 1987, 19（1）: 25-30.

［30］倪莹莹, 王首红, 宋为群, 等. 神经重症康复中国专家共识（上）［J］. 中国康复医学杂志, 2018（1）: 7-14.

［31］励建安. 康复医学［M］. 北京: 人民卫生出版社, 2014.

［32］黄晓琳, 燕铁斌. 康复医学［M］. 北京: 人民卫生出版社, 2013.

［33］吴江, 贾建平. 神经病学［M］. 北京: 人民卫生出版社, 2015.

［34］中华医学会神经外科学分会, 中国神经外科重症管理协作组. 中国重型颅脑创伤早期康复管理专家共识（2017）［J］. 中华医学杂志, 2017, 97（21）: 1615.

［35］Parker A, Tehranchi KM, Needham DM. Critical care rehabilitation trials: the importance of "usual care" ［J］. Critical Care, 2013, 17: 183.

［36］Ely EW, Truman B, Shintani A, et al. Monitoring sedation status over time in ICU patients: reliability and validity of the Richmond Agitation-Sedation Scale（RASS）［J］. JAMA, 2003, 289（22）: 2983-2991.

［37］Patsaki I, Gerovasili V, Sidiras G, et al. Effect of neuromuscular stimulation and individualized rehabilitation on muscle strength in Intensive Care Unit survivors: A randomized trial［J］. J Crit Care, 2017, 40: 76-82.

［38］Sommers J, Vredeveld T, Lindeboom R, et al. The de morton mobility index is feasible, reliable, and valid in patients with critical illness [J]. Phys Ther, 2016, 96 (10): 1658-1666.

[39] 中华医学会神经病学会. 中国脑卒中早期康复治疗指南 [J]. 中华神经科杂志, 2017, 50 (6): 405-412.

[40] 中华医学会物理学会与康复学会. 中国脑梗死急性恢复期康复专家共识 [J]. 中华物理医学与康复杂志, 2016, 38 (1): 1-6.

[41] Vafadar AK, Côté JN, Archambault PS. Effectiveness of functional electrical stimulation in improving clinical outcomes in the upper arm following stroke: a systematic review and meta-analysis [J]. Biomed Res Int, 2015, 2015: 729768.

[42] Eraifej J, Clark W, France B, et al. Effectiveness of upper limb functional electrical stimulation after stroke for the improvement of activities of daily living and motor function: a systematic review and meta-analysis [J]. Syst Rev, 2017, 6 (1): 40.

[43] García Carrasco D, Aboitiz Cantalapiedra J. Effectiveness of motor imagery or mental practice in functional recovery after stroke: a systematic review [J]. Neurologia, 2016, 31 (1): 43-52.

[44] 中国吞咽障碍康复评估与治疗专家共识组. 中国吞咽障碍康复评估与治疗专家共识 (2013 年版) [J]. 中华物理医学与康复杂志, 2013, 35 (12): 916-929.

[45] Zuercher P, Moret CS, Dziewas R, et al. Dysphagia in the intensive care unit: epidemiology, mechanisms, and clinical management [J]. Critical Care, 2019, 23: 103.

[46] Mann G, Hankey GJ, Cameron D. Swallowing disorders following acute stroke: Prevalence and diagnostic accuracy [J]. Cerebrovasc Dis, 2000, 10 (5): 380-386.

[47] Mackay LE, Morgan AS, Bernstein BA. Swallowing disorders in severe brain injury: Risk factors affecting return to oral intake [J]. Arch Phys Med Rehabil, 1999, 80 (4): 365-371.

[48] Mortensen J, Jensen D, Kjaersgaard A. A validation study of the facial-oral tract therapy swallowing assessment of saliva [J]. Clinical Rehabilitation, 2015, 30 (4): 410-415.

[49] Rodrigues KA, Machado FR, Chiari BM, et al. Swallowing rehabilitation of dysphagic tracheostomized patients under mechanical ventilation in intensive care units: a feasibility study [J]. Rev Bras Ter Intensiva, 2015, 27 (1): 64-71.

[50] Mandaville A, Ray A, Robertson H, et al. A retrospective review of swallow dysfunction in patients with severe traumatic brain injury [J]. Dysphagia, 2014, 29 (3): 310-318.

[51] See KC, Peng SY, Phua J, et al. Nurse-performed screening for postextubation dysphagia: a retrospective cohort study in critically ill medical patients [J]. Critical Care, 2016, 20: 326.

[52] Murray J, Scholten I. An oral hygiene protocol improves oral health for patients in inpatient stroke rehabilitation [J]. Gerodontology, 2018, 35 (1): 18-24.

[53] Zhao WT, Yang M, Wu HM, et al. Systematic review and meta-analysis of the association between sarcopenia and dysphagia [J]. J Nutr Health Aging, 2018, 22 (8): 1003-1009.

[54] Mélotte E, Maudoux A, Delhalle S, et al. Is oral feeding compatible with an unresponsive wakefulness syndrome? [J] Journal of Neurology, 2018, 265 (4): 954-961.

[55] Ponfick M, Linden R, Nowak DA. Dysphagia-A common, transient symptom in critical illness polyneuropathy: A fiberoptic endoscopic evaluation of swallowing study [J]. Critical Care Medicine, 2015, 43 (2): 365-372.

[56] Garuti G, Reverberi C, Briganti A, et al. Swallowing disorders in tracheostomised patients: a multidisciplinary/multiprofessional approach in decannulation protocols [J]. Multidisciplinary Respiratory Medicine, 2014, 9: 36.

［57］Baguley IJ, Perkes IE, Fernandez-Ortega JF, et al. Paroxysmal sympathetic hyperactivity after acquired brain injury: consensus on conceptual definition, nomenclature, and diagnostic criteria［J］. J Neurotrauma, 2014, 31: 1515-1520.

［58］Alofisan TO, Algarni YA, Alharfi IM, et al. Paroxysmal Sympathetic Hyperactivity After Severe Traumatic Brain Injury in Children: Prevalence, Risk Factors, and Outcome［J］. Pediatr Crit Care Med, 2019, 20(3): 252-258.

［59］Verma R, Giri P, Rizvi I. Paroxysmal sympathetic hyperactivity in neurological critical care［J］. Indian J Crit Care Med, 2015, 19: 34-37.

［60］Gao B, Pollock JA, Hinson HE. Paroxysmal sympathetic hyperactivity in hemispheric intraparenchymal hemorrhage［J］. Ann Clin Trans Neurol, 2014, 1: 215-219.

［61］Farias-Moeller R, Carpenter JL, Dean N, et al. Paroxysmal Sympathetic Hyperactivity in Critically Ill Children with Encephalitis and Meningoencephalitis［J］. Neurocrit Care, 2015, 23: 380-385.

［62］Caldwell SB, Smith D, Wilson FC. Impact of paroxysmal sympathetic hyperactivity on nutrition management after brain injury: a case series［J］. Brain Inj, 2014, 28: 370-373.

［63］Lump D, Moyer M. Paroxysmal sympathetic hyperactivity after severe brain injury［J］. Curr Neurol Neurosci Rep, 2014, 14: 494.

［64］Lv LQ, Hou LJ, Yu MK, et al. Hyperbaric oxygen therapy in the management of paroxysmal sympathetic hyperactivity after severe traumatic brain injury: a report of 6 cases［J］. Arch Phys Med Rehabil, 2011, 92: 1515-1518.

［65］Pozzi M, Conti V, Locatelli F, et al. Paroxysmal Sympathetic Hyperactivity in Pediatric Rehabilitation: Clinical Factors and Acute Pharmacological Management［J］. J Head Trauma Rehabil, 2015, 30(5): 357-363.

［66］Pozzi M, Conti V, Locatelli F, et al. Paroxysmal Sympathetic Hyperactivity in Pediatric Rehabilitation: Pathological Features and Scheduled Pharmacological Therapies［J］. J Head Trauma Rehabil, 2017, 32(2): 117-124.

［67］Laxe S, Terré R, León D, et al. How does dysautonomia influence the outcome of traumatic brain injured patients admitted in a neurorehabilitation unit?［J］Brain Inj, 2013, 27(12): 1383-1387.

［68］Meyfroidt G, Baguley IJ, Menon DK. Paroxysmal Sympathetic Hyperactivity: the Storm after Acute Brain Injury［J］. Lancet Neurol, 2017, 16(9): 721-729.

［69］Hoarau X, Richer E, Dehail P, et al. A 10-year follow-up study of patients with severe traumatic brain injury and dysautonomia treated with intrathecal baclofen therapy［J］. Brain Inj, 2012, 26(7-8): 927-940.

［70］Choi HA, Jeon SB, Samuel S, et al. Paroxysmal sympathetic hyperactivity after acute brain injury［J］. Curr Neurol Neurosci Rep, 2013, 13: 370.

［71］Samuel S, Allison TA, Lee K, et al. Pharmacologic Management of Paroxysmal Sympathetic Hyperactivity After Brain Injury［J］. J Neurosci Nurs, 2016, 48(2): 82-89.

［72］Baguley IJ, Nott M, Slewa-Younan S, et al. Diagnosing dysautonomia after acute traumatic brain injury: evidence for overresponsiveness to afferent stimuli［J］. Arch Phys Med Rehabil, 2009, 90(4): 580-586.

［73］Gajewski JB, Schurch B, Hamid R, et al. An International Continence Society(ICS)report on the terminology for adult neurogenic lower urinary tract dysfunction(ANLUTD)［J］. Neurourology and Urodynamics, 2017, 37(3): 1152-1161.

[74] Jaggi A, Drake M, Siddiqui E, et al. A comparison of the treatment recommendations for neurogenic lower urinary tract dysfunction in the national institute for health and care excellence, European Association of Urology and international consultations on incontinence guidelines[J]. Neurourology and Urodynamics, 2018, 37(7): 2273-2280.

[75] Furie KL, Jayaraman MV. 2018 Guidelines for the Early Management of Patients With Acute Ischemic Stroke [J]. Stroke, 2018, 49(3): 509-510.

[76] Jaggi A, Drake M, Siddiqui E, et al. A critical appraisal of the principal guidelines for neurogenic lower urinary tract dysfunction using the AGREE II instrument[J]. Neurourology and Urodynamics, 2018, 37(8): 2945-2950.

[77] 蔡文智,孟玲,李秀云. 神经源性膀胱护理实践指南(2017年版)[J]. 护理学杂志, 2017, 32(24): 1-7.

[78] 那彦群,叶章群,孙颖浩,等. 中国泌尿外科疾病诊断治疗指南[M]. 北京:人民卫生出版社, 2014.

[79] 王毅,赵耀瑞. 卒中后神经源性膀胱诊治专家共识[J]. 中国卒中杂志, 2016, 11(12): 1057-1066.

[80] 中华医学会神经病学分会,中华医学会神经病学分会神经康复学组,中华医学会神经病学分会脑血管病学组. 中国脑卒中早期康复治疗指南[J]. 中华神经科杂志, 2017, 50(6): 405-412.

[81] Welk B, Lenherr S, Elliott S, et al. The Neurogenic Bladder Symptom Score(NBSS): a secondary assessment of its validity, reliability among people with a spinal cord injury[J]. Spinal Cord, 2017, 56(3): 259-264.

[82] Cai W, Wang J, Wang L, et al. Prevalence and risk factors of urinary incontinence for post-stroke inpatients in Southern China[J]. Neurourology and Urodynamics, 2015, 34(3): 231-235.

[83] Winstein CJ, Stein J, Arena R, et al. Guidelines for Adult Stroke Rehabilitation and Recovery: A Guideline for Healthcare Professionals From the American Heart Association/American Stroke Association[J]. Stroke, 2016, 47(6): e98.

[84] Afsar SI, Sarifakioglu B, Yalbuzda A, et al. An unresolved relationship: the relationship between lesion severity and neurogenic bladder in patients with spinal cord injury[J]. The Journal of Spinal Cord Medicine, 2016, 39(1): 93-98.

[85] Wyndaele JJ, Birch B, Borau A, et al. Surgical management of the neurogenic bladder after spinal cord injury [J]. World Journal of Urology, 2018, 36(10): 569-1576.

[86] 廖利民. 神经源性膀胱患者上/下尿路功能障碍的全面分类标准[J]. 中华泌尿外科杂志, 2015, 36(2): 84-86.

[87] Limin L. Evaluation and Management of Neurogenic Bladder: What Is New in China?[J] International Journal of Molecular Sciences, 2015, 16(8): 18580-18600.

[88] 时美芳,朱美红,沈雅萍,等. 尿动力学分析结合膀胱再训练对脊髓损伤后神经源性膀胱功能的影响 [J]. 中华物理医学与康复杂志, 2017, 39(10): 756-760.

[89] 申红梅,王莹,张平,等. 逼尿肌漏尿点压及膀胱安全容量在神经源性膀胱患者间歇性导尿中的应用价值[J]. 中国脊柱脊髓杂志, 2017, 27(7): 622-626.

[90] Li GP, Wang XY, Zhang Y. Efficacy and Safety of OnabotulinumtoxinA in Patients With Neurogenic Detrusor Overactivity Caused by Spinal Cord Injury: A Systematic Review and Meta-Analysis[J]. International Neurourology Journal, 2018, 22(4): 275-286.

[91] 方小群,贾书磊,汪秋艳. 自我间歇导尿配合膀胱功能训练对神经源性膀胱患者膀胱功能的影响[J]. 中华物理医学与康复杂志, 2015, 37(11): 846-848.

[92] 王燕,张立宁. 脑卒中患者神经源性膀胱康复治疗进展[J]. 解放军医学院学报, 2015, 36(12): 1255-

1258.

［93］周停,王红星.脊髓损伤后神经源性膀胱电刺激治疗应用进展［J］.中华物理医学与康复杂志,2018, 40（7）: 547-550.

［94］刘良乐,戴鸣海,汤呈宣,等.电刺激应用于脊髓损伤后神经源性膀胱治疗的现状与展望［J］.中国康 复医学杂志,2017, 32（12）: 1420-1423.

［95］Macura KJ, Thompson RE, Bluemke DA, et al. Magnetic resonance imaging in assessment of stress urinary incontinence in women: Parameters differentiating urethral hypermobility and intrinsic sphincter deficiency ［J］. World Journal of Radiology, 2015, 858（11）: 7.

［96］Idzenga T, Arif M, van Mastrigt R, et al. Noninvasive estimation of the pressure profile in the male urethra using ultrasound imaging［J］. Medical Physical, 2015, 42（4）: 1745-1752.

［97］李建军,杨明亮,杨德刚."创伤性脊柱脊髓损伤评估、治疗与康复"专家共识［J］.中国康复理论与实 践,2017, 23（3）: 274-287.

［98］励建安.康复医学［M］.北京:人民卫生出版社,2014.

［99］黎介寿.营养支持治疗与加速康复外科［J］.肠外与肠内营养,2015, 22（2）: 65-67.

［100］Reintam Blaser A, Malbrain ML, Starkopf J, et al. Gastrointestinal function in intensive care patients: terminology, definitions and management. Recommendations of the ESICM Working Group on Abdominal Problems［J］. Intensive Care Med, 2012, 38（3）: 384-394.

［101］TARGET Investigators, for the ANZICS Clinical Trials Group, Chapman M, et al. Energy-Dense versus Routine Enteral Nutrition in the Critically Ill［J］. N Engl J Med, 2018, 379: 1823-1834.

［102］Xing J, Zhang Z, Ke L, et al. Enteral nutrition feeding in Chinese intensive care units: a cross-sectional study involving 116 hospitals［J］. Crit Care, 2018, 22: 229.

［103］Rugeles S, Villarraga-Angulo LG, Ariza-Gutiérrez A, et al. High-protein hypocaloric vs normocaloric enteral nutrition in critically ill patients: A randomized clinical trial［J］. J Crit Care, 2016, 35: 110-114.

［104］Taylor BE, McClave SA, Martindale RG, et al. Guidelines for the Provision and Assessment of Nutrition Support Therapy in the Adult Critically Ill Patient: Society of Critical Care Medicine（SCCM）and American Society for Parenteral and Enteral Nutrition（A. S. P. E. N.）［J］. Crit Care Med, 2016, 44（2）: 390-438.

第三章

呼吸重症康复指南

第一节 概　述

一、定义

　　呼吸重症康复（respiratory critical rehabilitation）是由重症医学科、康复医学科、呼吸科等多学科团队合作，在对患者全面评估的基础上，制订个性化康复治疗方案，包括但不局限于运动训练、教育和行为改变，旨在减轻呼吸功能障碍，改善呼吸重症患者的生理及心理状况，促进健康，提高患者的生活质量等。

二、流行病学

　　呼吸重症是各种原发性和继发性疾病所致的肺通气和 / 或换气功能下降或者障碍、可出现不同程度的缺氧和 / 或二氧化碳潴留，进而导致不同程度的生理功能紊乱及代谢障碍，具有较高的死亡风险。可导致呼吸重症的常见疾病包括重症肺炎、呼吸机相关性肺炎（ventilator associated pneumonia，VAP）、慢性阻塞性肺疾病急性加重期（acute exacerbation of chronic obstructive pulmonary disease，AECOPD）、急性呼吸窘迫综合征（acute respiratory distress syndrome，ARDS）、急性肺损伤（acute lung injury，ALI）、严重脓毒血症、急性肺栓塞等；此外，脑血管疾病、高位颈髓损伤、重症肌无力、骨骼肌肉疾病、外科手术、肿瘤等亦可导致继发性重症呼吸功能障碍。

　　AECOPD 是 COPD 患者死亡的重要因素，也是患者健康状况和预后的决定性因素之一。ARDS 约占 ICU 患者的 10.4%，占机械通气患者的 23.4%，漏诊率和死亡率较高。在机械通气患者中因机械通气本身可导致和加重肺损伤，可能导致 ARDS 患者的非肺器官衰竭和死亡。

　　有研究发现，在 ICU 内发生的所有感染中，VAP 占 25%~42%。插管患者有发生 VAP 的危险，且发生率随着呼吸机支持时间的延长而增加。据报道，机械通气患者 VAP 发生率为22.8%。VAP 的死亡率在 10%~40%。VAP 可增加 ICU 住院天数与延长机械通气时间，因此，应关注并预防 VAP。

三、呼吸重症的病理生理

　　呼吸重症通常是由于各种因素导致肺通气和 / 或换气功能严重障碍，以致在静息状态下亦不能维持足够的气体交换，导致低氧血症伴或不伴高碳酸血症，进而引起一系列病理生理改变和相应的临床表现。可累及中枢神经系统、呼吸系统、循环系统、泌尿系统、消化系统、酸碱平衡及电解质等。

　　主要发生机制是各种病因通过肺泡通气不足、弥散障碍、肺泡通气 / 血流比例失调、肺内动 - 静脉解剖分流增加和氧耗量增加几个因素同时存在或相继发生作用，使通气和 / 或换气过程发生障碍,从而导致低氧血症和高碳酸血症。

急性肺损伤/急性呼吸窘迫综合征(ALI/ARDS),是因肺内、外严重疾病导致的以肺毛细血管弥漫性损伤、通透性增强为基础,以肺水肿、透明膜形成和肺不张为主要病理变化,以进行性呼吸窘迫和难治性低氧血症为临床特征的急性呼吸衰竭综合征。重症肺炎是发生ARDS 的危险因素,两者之间的临床分界并不清晰。

慢性阻塞性疾病的病理生理学改变包括肺泡组织显著丢失,胸廓适应性改变,膈肌扁平,呼吸肌疲劳,呼吸效率降低,气体弥散量减少,通气/血流比例失调等,可导致不断加重的低氧血症及高碳酸血症。低氧血症及高碳酸血症又可引起肺部血管收缩,继发性肺动脉高压及右心衰,进一步加重呼吸功能损害,最终导致呼吸衰竭。

肺外疾病如神经肌肉病变的主要病理生理学改变包括呼吸肌肌力及耐力下降,肺容量减少,肺泡通气减少,气道阻力增加,通气-血流灌注不匹配,黏膜纤毛运动受损,咳嗽和呕吐反射减少,声门关闭受损等,在这些因素先后及共同作用下,导致呼吸功能不全甚至衰竭。

胸部外科手术后可伴发肺部感染、肺不张,重症者出现呼吸衰竭。相关病理生理基础是患侧保护性胸廓运动减少,肺容积减小,创伤性肺水肿,气体弥散量减少,对呼吸道清除能力减弱,气道阻力增加等。

四、呼吸重症的相关因素及康复适用人群

(一)呼吸重症的相关因素

原发肺部疾病严重程度、意识状态、年龄、营养状况、胃肠道反流与误吸、脏器功能衰竭、手术、疼痛、介入性操作、长期机械通气以及 ICU 获得性肌病等。

(二)呼吸重症康复适用人群

适用人群包括:①呼吸衰竭、重症肺炎、肺栓塞、支气管哮喘、支气管扩张、慢性肺源性心脏病、气胸、肺动脉高压、原发性支气管肺癌、弥漫性肺间质性肺病、AECOPD、ARDS 等重症呼吸系统疾病患者;②神经肌肉疾病、肌肉骨骼疾病、肿瘤等继发性呼吸重症;③机械通气患者;④围手术期重症等。

(倪 隽 吕 兰)

第二节 康 复 评 定

一、一般状况评估

一般状况评估包括生命体征、面容与表情、体位和皮肤颜色等体征,以及血氧饱和度、动脉血气分析、胸部 X 线和 CT 检查等辅助检查。

二、意识障碍评估

意识包括意识觉醒和意识内容。意识障碍是指当颅脑及全身的严重疾病损伤大脑皮层及上行网状激活系统,对周围环境以及自身状态的识别和觉察能力出现障碍。意识障碍表现为意识水平障碍和意识内容改变,后者包括意识模糊和谵妄。

意识状态的评估方法包括:①评估量表,如格拉斯哥昏迷量表(Glasgow coma scale, GCS)、

无反应状态整体分级量表（full outline of unresponsiveness，FOUR）、修订版昏迷恢复量表（coma recovery scale-revised，CRS-R）、威塞克斯脑损伤矩阵量表（Wessex head injury matrix，WHIM）、感觉形态评估与康复技术（sensory modality assessment and rehabilitation technique，SMART）量表等。目前，临床急性期意识障碍采用 GCS 量表较广泛。慢性期意识障碍推荐采用 CRS-R 量表。②脑功能检测技术，如脑血流动力学检查、脑氧代谢检测技术以及许多基于脑电的分析技术（听觉事件相关电位、脑电非线性分析等）。③功能磁共振（fMRI）检查。

三、运动感觉评估

运动功能评估包括：关节活动度评定、肌力评定、平衡功能评定以及根据患者的病情和康复需求选定的运动功能评定量表所进行的功能评估。感觉评估主要包括对患者皮肤的轻触觉、针刺觉和深感觉的检查。

四、吞咽障碍评估

（一）吞咽障碍筛查评估

1. 观察症状　进食或喝水时出现呛咳；口水或食物从口中流出；食物或者唾液从气管套管溢出；食物停留在口腔内不吞咽等。

2. 问卷调查　采用进食评估问卷调查等。

3. 饮水试验　可以在此试验前实施改良饮水试验。

4. 反复唾液吞咽试验　评估反复吞咽的能力。

5. 其他筛查量表　如多伦多床旁吞咽筛查试验、临床护理用吞咽功能评估工具等。

（二）吞咽障碍的临床评估

包括全面的病史、口 - 颜面功能和喉部功能评估及进食评估三个部分，可以结合临床吞咽功能评估表、改良吞咽障碍能力评价表等。

（三）吞咽障碍仪器评估

吞咽造影检查（videofluoroscopic swallowing study，VFSS）和软式纤维内镜吞咽功能检查（fiberoptic endoscopic evaluation of swallowing，FEES）是确定吞咽障碍的金标准。

五、呼吸相关表现评估

（一）呼吸功评估

主要评估患者呼吸是否吃力。通常观察患者脸部表情，若有鼻翼扩张、脸色苍白、冒冷汗、瞳孔变大、明显是用呼吸副肌、呼吸形态改变、呼吸声异常等，均提示有呼吸窘迫现象。

（二）皮肤颜色的评估

通过观察嘴唇、指甲、耳垂、面颊等部位的颜色评估患者是否缺氧。

（三）呼吸形态的评估

包括：①呼吸的速率；②吸气和呼气时胸廓移动的顺序、舒适度；③呼吸副肌的使用及对称性；④是否有呼吸肌疲劳；⑤比较清醒和睡眠时的呼吸形态，或者是比较活动中和休息时的呼吸形态。

六、肺功能评估

肺功能检查是通过现代检查技术评估人体呼吸系统功能状态的检查，对呼吸系统疾病的诊断、呼吸功能障碍严重程度和治疗效果的评价及预后判断具有重要意义。在对重症患者进行康复干预之前,应进行必要的肺功能评估。

常用肺功能检查包括肺容积检查、肺量计检查、肺弥散功能测定、气道激发试验、气道舒张试验等;气道阻力测定和运动心肺功能检查也在逐步广泛开展。

(一)肺容积检查

肺容积是指肺内气体含量,是呼吸道与肺泡的总容量,是肺通气换气功能得以实现的基础,因此具有重要的临床意义,通常通过测定和计算肺总量(total lung capacity, TLC)、功能残气量(functional residual capacity, FRC)、残气容积(residual volume, RV)、肺活量(vital capacity, VC)和残气量/肺总量比值(RV/TLC)进行评估。气体稀释法和体积描记法是目前用于测量肺容积的主要方法,后者更为准确可靠,特别对于严重气道阻塞和肺内气体分布严重不均的患者,气体稀释法所测得的 FRC 会低于体积描记法,从而低估实际肺容量,不能更准确地反映肺内残留气体程度,可能影响康复干预方案的制订和对预后的评估,因此更建议使用体积描记法。对于暂无条件开展体积描记法的情况,评估医生应注意 FRC 低估可能的存在,结合其他临床资料进行整体评估。

(二)肺量计检查

肺量计检查相关项目在临床最为常用,包括用力肺活量(forced vital capacity, FVC)、第1秒用力呼气容积(forced expiratory volume in the first second, FEV1)、呼气峰值流速(peak expiratory flow, PEF)、最大呼气中期流量(maximal midexpiratory flow, MMEF)、最大自主通气量(maximal voluntary ventilation, MVV)。为计算方便,通常将参考值的 80% 作为正常值下限(lower limits of normal, LLN),1 秒率(FEV1/FVC)是判断气流阻塞的主要指标,其正常值范围尚无公认标准,推荐以 FEV1/FVC≥92% 预计值作为正常,需注意结合病史、其他指标及图形进行整体判断,并需注意避免与慢阻肺诊断标准(舒张试验,FEV1/FVE<70%)相混淆。

MVV 为 1 分钟内潮气量与呼吸频率的乘积,因与 FEV1 具有较好的线性关系,通常可采用公式:MVV(L/min)=FEV1×35 计算。其大小受呼吸肌力量、胸廓弹性、肺组织弹性和气道阻力综合影响,是综合评价肺通气功能储备量的指标。

(三)肺弥散功能测定

肺弥散功能可反映肺泡气从肺泡经由毛细血管扩散至血液并与血红蛋白结合的能力,从而可以辅助诊断、评价和随访累及肺间质的疾病,鉴别呼吸困难和不明原因低氧血症的原因等,目前通常采用一口气呼吸法肺一氧化碳弥散功能测定(diffusing capacity for lung carbon monoxide, DLCO)。由于香烟烟雾中含有较多一氧化碳,因此进行相关评估时需注意吸烟所导致的 DLCO 可逆性急剧下降。

(四)气道舒张试验

气道舒张试验通过给予支气管舒张药物,评估气道阻塞的可逆性及可逆程度。舒张试验 1 秒率绝对值 <70% 是慢阻肺诊断的必备条件,气道舒张试验同时可以评估气道舒张剂对被评估者的治疗效果。

由于肺功能检查对患者基本状况、药物治疗、受评估者体位、受评估者配合能力等均有相应要求,目前所采用的 LLN 未必完全符合重症患者在接受评估时的状况,在临床应用时仍需注意整体评估,并需更大样本的相关研究寻找更适用于重症患者评估的相应肺功能标准范围。

对患者配合程度要求较小的强迫振荡技术及可用于家庭日常监测的准可穿戴设备或更适用于重症患者肺功能评估,但相关技术在改善患者住院时间、再住院率等指标上的意义仍存争议,有待进一步的研究证实。

七、呼吸肌评估

(一)呼吸肌肌力评估

目前常通过测定呼吸系统的压力变化反映呼吸肌的力量。

1. 最大吸气压、最大呼气压和口腔闭合压

(1)最大吸气压(maximum inspiratory pressure,MIP):在残气容积或功能残气量位置,阻断气道时,用最大力量、最快速度吸气所产生的口腔闭合压,反映吸气肌的综合收缩能力。

(2)最大呼气压(maximum expiratory pressure,MEP):在肺总量位置,阻断气道时,用最大力量、最快速度呼气所能产生的口腔闭合压,反映呼吸肌和胸肺弹性的综合作用。

(3)口腔闭合压(mouth occlusion pressure,MOP):在受检者预先不知道的情况下突然阻断气道所测定的口腔内压。

MIP、MEP尤其适合用于机械通气及床旁检测,可用于指导机械通气患者的撤机和拔管。

2. 外源性刺激诱发的压力　对不能自主呼吸或难以掌握呼吸要领的患者,以电刺激或磁电刺激颈部膈神经,诱发膈肌收缩。

(二)呼吸肌耐力评估

呼吸肌耐力评估的常用指标是膈肌张力时间指数(diaphragmatic tension time index,TTdi)、口腔张力时间指数(tension time index,TTI)和膈肌耐受时间(time limit,Tlim)。

(三)其他评估方法

包括膈肌肌电图(diaphragmatic electromyogram,EMGdi)、辅助呼吸肌表面肌电图(surface electromyogram,sEMG)和通过超声检查观察膈肌的形态、厚度、运动幅度等。

(四)呼吸肌疲劳程度评估

1. 膈肌疲劳时跨膈肌压(transdiaphragmatic pressure,Pdi)和最大跨膈肌压(Pdimax)均明显下降。

2. 肌电图的频谱改变。

3. 呼吸肌肉最大松弛速率(maximum relaxation rate,MRR)下降或松弛时间常数增大。

4. TTdi或TTI超过疲劳阈值。

5. 异常体征　出现呼吸浅快,辅助呼吸肌过度活动,呼吸不同步或反常呼吸等。

八、心功能评估

(一)有创血流动力学监测

肺动脉导管(pulmonary artery catheter,PAC)热稀释法和脉搏指数连续心输出量(pulse index continuous cardiac output monitoring method,PiCCO)监测法,通过测定心输出量(cardiac output,CO)等多项指标,能够准确地评估危重患者血流动力学指标的变化。

(二)无创血流动力学监测

超声波及心阻抗血流图(impedance cardiography,ICG)等无创血流动力学功能监测技术的应用不同程度上弥补了有创血流动力学监测的不足。

九、呼吸困难评估

对呼吸困难严重程度的评估常用的测量工具有：改良英国医学研究协会（the modified Medical Research Council 量表（mMRC scale）、Borg 量表、WHO 呼吸困难问卷、ATS 呼吸困难评分、基线期呼吸困难指数（baseline dyspnea index, BDI）、变化期呼吸困难指数（transition dyspnea index, TDI）等。目前对慢性阻塞性肺疾病的呼吸困难评估推荐用 mMRC 评估。mMRC 与慢性阻塞性肺疾病预后有明确相关性。因此呼吸重症康复的呼吸困难评估也推荐用 mMRC 评估。

十、疼痛评估

（一）单维度评估

包括视觉模拟评分（visual analogue scale, VAS）、数字评定量表（number rating scale, NRS）和面部表情疼痛量表（faces pain scale, FPS）等。

（二）多维度评估

包括 McGill 疼痛调查表（McGill pain questionnaire, MPQ）、简化的 McGill 疼痛问卷表（short-form of McGill pain questionnaire, SF-MPQ）、疼痛行为评分（behavior pain scale, BPS）和重症监护疼痛观察工具（critical care pain observation tool, CPOT）。

十一、营养状态评估

临床常用的营养筛查和评估工具有营养风险筛查（nutritional risk screening 2002, NRS 2002）、主观全面评定（subjective globe assessment, SGA）、微型营养评估（mini nutritional assessment, MNA）、营养不良通用筛查工具（malnutrition universal screening tool, MUST）、重症营养风险评分（NUTRIC 评分）等。

十二、心理状态及睡眠评估

（一）心理评定

1. 自评量表　抑郁自评量表（self-rating depressive scale, SDS）、焦虑自评量表（self-rating anxiety scale, SAS）。

2. 他评量表　汉密尔顿焦虑量表（Hamilton anxiety scale, HAMA）、汉密顿抑郁量表（Hamilton depression scale, HAMD）。

（二）睡眠评定

1. 主观评定工具

（1）睡眠日记：记录患者的睡眠行为模式及受睡眠影响的日间情况，对于诊断和评估睡眠障碍以及治疗效果的评估具有重要意义。

（2）量表评估：常用量表包括匹兹堡睡眠质量指数（Pittsburgh sleep quality index, PSQI）、睡眠障碍评定量表（sleep dysfunction rating scale, SDRS）、失眠严重指数量表（insomnia severity index, ISI）、Epworth 嗜睡量表（Epworth sleepiness score, ESS）等。

2. 客观评定工具　包括多导睡眠图（polysomnogram, PSG）和多次睡眠潜伏期试验（multiple sleep latency test, MSLT）等。

（武　亮　张　卉）

第三节 康复治疗的实施

一、康复原则

(一)康复目标

1. 改善症状,预防并发症。

2. 维持现存功能及促进功能全面恢复。

3. 缩短 ICU 住院时间,减轻 ICU 后重症监护综合征,提高生活质量。

(二)呼吸重症康复介入及中止时机

目前对呼吸重症患者康复治疗介入时机尚存在争议。越来越多的证据表明,ICU 患者在机械通气的第 1 或第 2 天开始进行物理康复治疗是可行、安全和有益的。总体上,呼吸重症康复介入时机以重症患者最初达到的生理稳定为节点,力争早期循序渐进实施。

机械通气患者存在以下情况时不建议介入康复治疗:①通气压力支持(pressure support)>20cmH$_2$O。②同步间歇指令性通气(synchronous intermittent mandatory ventilation,SIMV)>18 次/min。③吸入氧浓度(fraction of inspired oxygen,FiO$_2$)>70%。④呼气末正压(positive end-expiratory pressure,PEEP)>10cmH$_2$O。⑤存在任何因机械通气中断而引起失代偿的表现。

呼吸重症患者康复中止条件:生命体征波动显著,可能恶化并危及生命。具体指标如下:心率<40 次/min 或>130 次/min,或大于年龄允许最高心率的 70%,在静息心率基础上降低 20%,新发心律失常和心肌梗死症状,应用新的抗心律失常药物;血压下降>20% 或有症状的直立性低血压,收缩压(systolic blood pressure,SBP)<90mmHg 或>200mmHg(1mmHg=133.322Pa),平均动脉压(mean blood pressure,MAP)<65mmHg 或>110mmHg,低血压伴头晕、昏厥,伴或不伴出汗,新增升压药物的品种或剂量。呼吸频率(respiratory rate,RR)、呼吸模式改变:RR<5 次/min 或>30 次/min,鼻翼扇动,面部痛苦表情,极度疲劳或严重呼吸困难。血氧饱和度下降>4%,稀释(末梢毛细血管血氧饱和度<88%)。机械通气患者:FiO$_2$≥60%,PEEP≥10cmH$_2$O,患者与呼吸机不同步,处于控制通气。镇静或昏迷:应用镇静药物或意识障碍、RASS≤-3 分,明显躁动增加镇静剂剂量、RASS>2 分;患者不耐受康复处方、不配合治疗、要求停止。不良预后症状(胸闷/痛明显、气急、眩晕、乏力等),皮肤苍白或发红,呼吸心搏骤停、出血、意外脱管(气管内管、食管、胸腔闭式引流管、腹腔引流管、导尿管、动脉导管、外周或中心静脉导管或血液透析导管等)。

(三)呼吸重症康复的适应证和禁忌证

1. 适应证 呼吸康复可在疾病的任何阶段、临床稳定期间或在病情恶化期间开始,即使是患有严重慢性呼吸系统疾病的患者,也常常可以维持必要的训练强度和时间。越来越多的研究证实,不论是处于急性加重期的呼吸系统慢性病患者,还是 ICU 中的危重症患者,尽早开始呼吸康复治疗均能使患者从中受益。

2. 禁忌证 呼吸重症康复需在无禁忌证的前提下,循序渐进地实施。许多早期康复禁忌证标准是相对的且缺乏对治疗的成本/效益评估。如患者既往功能、心血管状态、镇静、无力等,限制康复治疗的实施,但不能作为患者呼吸康复的禁忌证。重症患者呼吸康复治疗的禁忌证包括：生命体征不稳定；新出现急性冠脉综合征、致命性心律失常、急性左心衰、急性心肌炎/心包炎、肥厚梗阻型心肌病；近期心内/静脉血栓。急性脑血管病、颅内损伤、不稳定的颈椎骨折和脊髓损伤，出现神经功能恶化或需颅内压监测及脑室引流；昏迷或躁动（RASS≤−3或RASS>2分）；人机不同步，人工气道难以固定维持。临床实践中，应在严格把握康复禁忌证的基础上，力求打破障碍，实施早期呼吸康复治疗。

（四）紧急事件的处理

1. 预防为主，综合防治。完善处理突发紧急事件的规章制度，熟悉处理流程。

2. 提高重症康复医生、治疗师、护士良好抗风险能力与专业技能，加强协作，及时、准确处理突发事件。

3. 加强重症患者体征监测，密切关注病情变化，及时邀请专科会诊，积极抢救与治疗。

4. 协调有序，保障监护仪、呼吸机、排痰仪等设备正常运转，及时储备和补充急救药品，各部门积极配合。

5. 认真记录，分析不足，弥补缺陷，及时总结改进，保证重症患者诊疗安全。

二、呼吸重症康复支持与治疗

（一）活动及运动康复治疗

在ICU进行早期活动可以缩短患者滞留在重症监护病房的时间和住院时间，减少再入院次数，减少机械通气时间，减少有害卧床天数，减少不良或不安全事件，提高步行距离。早期下床活动可以促进呼吸、胃肠、肌肉骨骼等多系统功能恢复，有利于预防肺部感染、压疮和下肢深静脉血栓的形成。

1. 早期运动训练的安全性指标　实施危重症患者运动训练需要评估患者的生理储备来确定活动的耐受性，需要了解机械通气患者早期活动的安全性。

2. 运动训练的方式及强度　早期活动的时间、剂量和频率没有固定的模式，需根据患者的实际情况，在严密监测的基础上实施，建议对没有禁忌证的危重患者尽早进行运动训练，包括被动运动和主动运动。被动运动的内容包括：辅助下关节活动、牵拉、被动性的床上翻身和体位摆放、倾斜床站立训练、功率自行车被动运动训练、神经肌肉电刺激；主动运动治疗包括：参与性的床上翻身转移、床上抗阻训练、床上踏车训练、呼吸肌肌力训练、呼吸训练、床边坐位/站立位平衡训练、床边重心转移训练、转移到椅子上、床旁步行、辅助下步行训练、独立步行训练。

3. 运动训练中的监测　在运动前、中、后都要监测心肺状态，运动适应证需要稳定的心肺状态：呼吸机 FiO_2<60%，PEEP<10cmH_2O（1mmH_2O=9.806 65Pa），50次/min≤心率<140次/min，70mmHg<平均动脉压（MBP）<120mmHg，SaO_2>85%。如果患者出现心绞痛、心律不齐、深静脉血栓形成、硬膜外镇痛影响肌力、严重恶心、呕吐、腹泻等情况时，不能进行运动训练等功能性训练。运动过程中严密监测呼吸机各参数以及吸氧浓度与运动的反应，包括心率、心律、血压、主观劳累程度分级（rating of perceived exertion, RPE）等。

（二）胸廓放松训练

患有慢性呼吸系统疾患及重症病房患者，常常采用浅而快的上部胸式呼吸，这种呼吸模式多使用胸锁乳突肌、斜角肌、肋间肌等呼吸肌，呼吸效率差，易导致呼吸肌疲劳。通过对患者进行徒手胸部伸张（肋间肌松动术、胸廓松动术）、胸廓辅助法、胸部的放松法、呼吸体操等能有效地维持和改善胸廓的活动度，增加吸气深度和调节呼气的节律以达到改善呼吸困难的目的。

（三）气道廓清技术

根据患者的情况,可选择以下技术的一项或者多项结合:体位引流、主动循环呼吸技术、振动排痰、咳嗽等。

（四）呼吸肌训练

呼吸肌训练是呼吸训练中的重要组成部分,不同的肺源性与非肺源性呼吸功能障碍都可能引起呼吸肌功能的绝对和/或相对下调,导致呼吸困难、运动耐受性下降及生存质量降低。此外,有研究认为,全身运动训练不能改善呼吸肌的肌力和耐力。当呼吸功能障碍导致患者呼吸困难时,专门针对呼吸肌的训练可能会减轻患者的症状。对呼吸肌的功能训练集中在力量与耐力两个方面,其中又以吸气肌训练的研究更为常见。

（五）咳嗽训练

指导患者进行咳嗽被认为是最有效的气道廓清手段,同时,咳嗽是体位引流、叩击、振动等传统气道廓清技术的重要环节。咳嗽能力受损会导致分泌物潴留和支气管阻塞,从而导致肺部膨胀不全或肺炎等问题。

（六）物理因子治疗

理疗是治疗呼吸系统疾病,促进康复的重要手段之一。临床上主要有以下几种方法:①直流电与低中频电疗法,包括直流电和直流电离子导入法、低频脉冲电疗法、中频脉冲电疗法,可应用于呼吸功能障碍、呼吸肌萎缩等的康复治疗。②高频电疗法,包括短波和超短波疗法,分米波、厘米波和毫米波疗法,可应用于支气管炎、肺炎、支气管哮喘等的康复。③紫外线有明显的抗菌、消炎作用,可减少抗生素的用量和治疗时间。④超声波疗法可有效地治疗迁延性肺炎,可用于呼吸康复及支气管哮喘的治疗。⑤磁疗可应用于喘息性支气管炎、支气管哮喘等的康复治疗。理疗的禁忌证是肺部出血、咯血、肺部肿瘤等。

（七）中医传统疗法

主要手段包括中药辨证治疗及针灸治疗。

（八）吞咽训练

包括基础训练、治疗性进食训练、其他配合吞咽训练治疗,比如物理治疗及针灸治疗等。

（九）脱机训练

有创机械通气是治疗各种呼吸衰竭的重要手段,但机械通气导致的并发症,如呼吸机相关性肺炎(ventilator associated pneumonia, VAP)、呼吸机相关性肺损伤(ventilator induced lung injury, VILI)、呼吸机诱发的膈肌功能不全,会延长患者住院时间,增加病死率。早期脱机训练可增加脱机成功率,减少并发症。

三、呼吸重症康复相关临床干预

（一）机械通气

机械通气是借助呼吸机的力量,造成气道口和肺泡间的压力差,产生气体流动,增强和改善呼吸功能的一种治疗措施。机械通气分为有创和无创机械通气,有创机械通气的患者经口气管插管或者气管切开插管连接呼吸机,机械通气是 ICU 内危重患者生命支持必需的手段之一,其护理质量直接关系到患者的抢救成功率和存活率。

（二）氧疗

1. 原则与适应证　原则上讲,发绀或 $SaO_2 < 85\%$、$PaO_2 < 8.0kPa$（60mmHg）时,体内缺氧

是氧治疗的适应证。

2. 氧治疗注意事项

（1）COPD 患者急性加重期予控制性低浓度氧疗，避免 PaO_2 骤然大幅升高引起呼吸抑制导致 CO_2 潴留及呼吸性酸中毒。施行氧治疗 30 分钟后，复查动脉血气以了解氧疗效果。

（2）对于急性呼吸窘迫综合征，氧治疗的是达到 SpO_2 在 88%~95% 和 PaO_2 在 55~80mmHg 即可。

（3）对于安宁护理状态伴有难治性呼吸困难的患者，如果不缺氧，氧治疗是没有改善的，因此不推荐对此类患者进行氧治疗。

（4）对于多数患者，氧治疗的目标为 SpO_2 在 90%~94%，伴有高碳酸血症的呼吸功能衰竭者目标 SpO_2 在 88%~92%，并使用最低的氧流量。

（三）气管插管及气管切开

气管插管按照插入部位分为经口 / 经鼻及气管切开三种方式插管，经口气管插管的使用快速而方便，在呼吸、心跳骤停抢救时较常使用，但经口气管插管固定困难，大多数患者意识恢复初期，可出现烦躁不安或难以耐受。经鼻气管插管有效方便，清醒患者也能耐受，且易固定，不影响口腔护理和进食，但经鼻气管插管气道死腔大，容易导致痰液引流不畅、痰栓形成，甚至阻塞管腔。而气管切开死腔小，固定良好，患者能耐受，痰液易吸出，并发症少，是理想的通气方式。因此需要较长时间机械通气或昏迷及痰液较多排痰不畅者，多行气管切开。

（四）心理护理及康复宣教

危重症作为一种极强烈的信号冲击着患者及家属的心理，他们的心理活动是复杂多样、时时变化的。恐怖、焦虑、无助、绝望等负面情绪可能加速患者的死亡。因此对患者及家属均给予专业的心理护理对于保证医疗措施的正常实施及改善患者的预后非常重要。重症患者及家属的心理是复杂善变的，医务人员要善于观察，根据具体情况，随机应变，采取有效的方法。此外，医务人员自身也要具备良好的心理素质、行为规范，以良好的情绪，坚强的信念带动患者，使患者尽快脱离不良情绪。

（五）药物治疗的原则

总体治疗原则是依据患者的临床症状、体征、辅助检查等做出明确诊断，治疗原发疾病。

1. 抗感染药物治疗　参照社区获得性肺炎（community acquired pneumonia，CAP）和医院获得性肺炎（hospital acquired pneumonia，HAP）诊治指南选用抗菌药物。

2. 吸入药物治疗　合理选择吸入性糖皮质激素、选择性 β_2 受体激动剂、胆碱能受体拮抗剂、抗菌药物等。

（六）营养支持治疗

合理的营养支持治疗可以减轻应激状态造成的代谢紊乱，减轻氧化应激损伤，调控炎症反应和免疫功能，是呼吸系统疾病危重患者临床治疗的必备支持手段。营养状态好转可以改善危重患者的胃肠道动力和免疫功能，并促进危重患者的病情转归，如果营养治疗的摄入方式选择错误或者管理不当，导致反流、误吸等情况，往往导致肺内感染加重，治疗失败。因此，为呼吸系统危重症患者选择正确的营养治疗方式（肠内营养或肠外营养）和保证护理质量是非常重要的。

（黄　怀　沈丹彤　姜永梅）

参 考 文 献

［1］龙佳佳,庄小强,谭树生,等.重症康复治疗的研究进展［J］.广西中医药大学学报,2018,21(02):105-108.

［2］武亮,郭琪,胡菱,等.中国呼吸重症康复治疗技术专家共识［J］.中国老年保健医学,2018,16(05):3-11.

［3］Fontela PC, Forgiarini LA, Friedman G. Clinical attitudes and perceived barriers to early mobilization of critically ill patients in adult intensive care units［J］. Rev Bras Ter Intensiva, 2018, 30(2): 187-194.

［4］Betters KA, Hebbar KB, Farthing D, et al. Development and implementation of an early mobility program for mechanically ventilated pediatric patients［J］. J Crit Care, 2017, 41: 303-308.

［5］Wright SE, Thomas K, Watson G, et al. Intensive versus standard physical rehabilitation therapy in the critically ill (EPICC): a multicentre, parallel-group, randomised controlled trial［J］. Thorax, 2018, 73(3): 213-221.

［6］中国康复医学会重症康复专业委员会呼吸重症康复学组,中国老年保健医学研究会老龄健康服务与标准化分会,《中国老年保健医学》杂志编辑委员会,等.中国呼吸重症康复治疗技术专家共识［J］.中国老年保健医学,2018,16(5):3-11.

［7］Higg A, McGrath BA, Goddard C, et al. Guidelines for the management of tracheal intubation in critically ill adults［J］. British Journal of Anaesthesia, 2018, 120(2): 323-352.

［8］Reed A C Siemieniuk, Derek K Chu, Lisa Ha-Yeon Kim, et al. Oxygen therapy for acutely ill medical patients: a clinical practice guideline［J］. BMJ, 2018, 10(24): 363.

［9］曾洁仪.重症急性呼吸窘迫综合征患者进阶式早期肺康复锻炼的效果观察［J］.护理实践与研究,2018,15(03):34-36.

［10］Fontela PC, Forgiarini LA, Friedman G. Clinical attitudes and perceived barriers to early mobilization of critically ill patients in adult intensive care units［J］. Rev Bras Ter Intensiva, 2018, 30(2): 187-194.

［11］Wright SE, Thomas K, Watson G, et al. Intensive versus standard physical rehabilitation therapy in the critically ill (EPICC): a multicentre, parallel-group, randomised controlled trial［J］. Thorax, 2018, 73(3): 213-221.

［12］周君桂,黄添容,刘瑜,等.呼吸训练对气管切开患者堵管期间通气潜力及堵管时间的影响［J］.护理学报,2018,25(13):60-63.

［13］潘化平,葛卫星.重症疾病心肺康复治疗研究进展［J］.康复学报,2018,28(06):61-66.

［14］Devlin JW, Skrobik Y, Gélinas C, et al. Clinical practice guidelines for the prevention and management of pain, agitation/sedation, delirium, immobility, and sleep disruption in adult patients in the ICU［J］. Crit Care Med, 2018, 46(9): 825-873.

［15］Zhu C, Liu B, Yang T, et al. Effect of early rehabilitation physiotherapy on muscle quality and function in critically ill patients［J］. Zhonghua Wei Zhong Bing Ji Jiu Yi Xue, 2018, 30(6): 569-572.

［16］Schreiber A, Bertoni M, Goligher EC. Avoiding Respiratory and Peripheral Muscle Injury During Mechanical Ventilation: Diaphragm-Protective Ventilation and Early Mobilization［J］. Crit Care Clin, 2018, 34(3): 357-381.

［17］Doiron KA, Hoffmann TC, Beller EM. Early intervention (mobilization or active exercise) for critically ill adults in the intensive care unit［J］. Cochrane Database Syst Rev, 2018, 3: CD010754.

［18］Tmad C, Gonzáles AI, Fcxs F, Dsr V, et al. Safety criteria to start early mobilization in intensive care units. Systematic review［J］. Rev Bras Ter Intensiva, 2017, 29（4）: 509-519.

［19］Schreiber A, Bertoni M, Goligher EC. Avoiding Respiratory and Peripheral Muscle Injury During Mechanical Ventilation: Diaphragm-Protective Ventilation and Early Mobilization［J］. Crit Care Clin, 2018, 34（3）: 357-381.

［20］Doiron KA, Hoffmann TC, Beller EM. Early intervention（mobilization or active exercise）for critically ill adults in the intensive care unit［J］. Cochrane Database Syst Rev, 2018, 3: CD010754.

［21］Dettling-Ihnenfeldt DS, Wieske L, Horn J, et al. Functional Recovery in Patients With and Without Intensive Care Unit-Acquired Weakness［J］. Am J Phys Med Rehabil, 2017, 96（4）: 236-242.

［22］潘世琴, 张情, 王丽. 早期活动防治重症监护室获得性衰弱的研究进展［J］. 中国康复理论与实践, 2017, 23（01）: 50-53.

［23］Dall' AAM, Sachetti A, Santos LJ, et al. Use of neuromuscular electrical stimulation to preserve the thickness of abdominal and chest muscles of critically ill patients: A randomized clinical trial［J］. J Rehabil Med, 2017, 49（1）: 40-48.

［24］Jörn Grensemann, Valentin Fuhrmann, Stefan Kluge. Oxygen Treatment in Intensive Care and Emergency Medicine［J］. Dtsch Arztebl Int, 2018, 113: 455-462.

［25］周君桂, 邓水娟, 吴红瑛, 等. 徒手膨肺联合胸廓震动挤压在重症康复病房气管切开患者中的应用［J］. 中国康复医学杂志, 2018, 33（02）: 141-145.

［26］Zhu C, Liu B, Yang T, et al. Effect of early rehabilitation physiotherapy on muscle quality and function in critically ill patients［J］. Zhonghua Wei Zhong Bing Ji Jiu Yi Xue, 2018, 30（6）: 569-572.

［27］França EE, Ribeiro LC, Lamenha GG, et al. Oxidative stress and immune system analysis after cycle ergometer use in critical patients［J］. Clinics（Sao Paulo）, 2017, 72（3）: 143-149.

［28］McWilliams D, Atkins G, Hodson J, et al. The Sara Combilizer® as an early mobilisation aid for critically ill patients: A prospective before and after study［J］. Aust Crit Care, 2017, 30（4）: 189-195.

［29］Clarissa C, Salisbury L, Rodgers S, et al. Early mobilisation in mechanically ventilated patients: a systematic integrative review of definitions and activities［J］. Journal of Intensive Care, 2019, 7: 3.

第四章

心脏重症康复指南

第一节 概　述

一、心脏重症的定义

随着现代医学的进步,各单病种诊疗趋于更加复杂化,领域研究更加精深化,当原发疾病加重至危及患者生命或同时合并其他系统严重并发症时易出现专科重症。心脏重症包括原发心脏病严重到影响生命的心功能不全、原发心脏病同时合并其他脏器的严重功能障碍,以及各种介入手术后、心脏外科术后的心脏功能恢复阶段。

二、心脏重症康复的意义

心脏康复通过多学科合作,采取综合干预手段,包括药物、运动、营养、心理和社会支持等,改变患者的不良生活方式,帮助患者培养并保持健康的行为,促进健康的生活方式,控制心血管疾病的各种危险因素,使患者生理、心理和社会功能恢复到最佳状态,延缓或逆转动脉粥样硬化进展,减少残疾并促使患者回归社会,降低心血管病的发病率和死亡率,延长患者寿命的同时提高患者的生存质量。

多项证据表明,心脏康复可以改善运动耐量,提高生活质量,预防左室收缩功能下降及左室重构,降低心血管意外的发生率,减少心衰再住院率,改善冠心病及缺血性心衰预后,减少患者病死率,延长患者寿命。因此欧洲心脏病学学会、美国心脏协会和美国心脏病学会、日本循环协会均将心脏康复列为心血管疾病治疗中最高级别 A 级推荐(日本康复指南、美国康复指南、欧洲康复指南)。

三、心脏重症康复的范畴及重要性

心脏重症康复范畴包括:病情稳定的心衰患者;各种心脏重症病患者;血管介入手术围手术期;心脏外科手术围手术期:冠状动脉旁路移植术、心脏瓣膜手术、主动脉夹层、心脏移植手术等。

早期心脏康复的倡导者们如 Levine 和 Lown 在提倡心脏病发作患者早期活动时遭到了强烈的反对,但是长期制动、卧床的危害使人们认识到运动的重要性。急性心肌梗死患者再灌注后根据有无心律失常、症状及心电图缺血改变、左室射血分数、合并症等进行危险分层,决定运动处方,低危患者可以自我监护进行运动锻炼,中高危患者在 1~2 周内根据病情在有经验医务人员监护指导下进行早期康复治疗。1980 年代末期,O'Connor 和 Oldridge 等分别发表文章,共纳入 4 000 余例心肌梗死患者,对接受心脏康复治疗的患者随访 3 年,结果显示,心源性死亡率下降约 25%,因心脏病再次入院风险降低。接受综合心脏康复的患者死亡率低于接受单纯运动康复的患者。1990 年,Hedback 等报道综合心脏康复对降低 CABG 术后多种危险因素有效。著名心衰患者康复的 HF-ACTION 研究共纳入 2 331 例左室射血分数（left ventricular ejection fraction, LVEF）<35% 的慢性心衰患者,随防时间中位数为 30 个月,结果显示,运动康复降低全因死亡和住院风险的联合终点达 11%,降低心血管原因死亡和心衰原因住院风险联合终点达 15%。多项大样本研究证实,有氧运动对慢性稳定性心衰患者是安全的,并能使心源性死亡率下降约 25%,减少因心衰再次入院的风险。因此,多项指南推荐心衰等心脏重症疾病康复。

四、开展心脏重症康复应具备的基本条件

开展心脏康复应具备一定的人员编制、场地和设施条件（表 4-1-1）。人员基本要求:配相关医师、护士和康复治疗师。场地应因地制宜。必备设施包括 4 个部分:评定设备、运动训练设备、监护设备和常规急救设备。

表 4-1-1　心脏重症康复应具备的基本条件

基本条件	基本职责 / 内容 / 原则
人员编制:	
心脏病及运动医学专家	评定患者,获得病史,实施运动负荷测试,制订安全的运动处方
心理医师	生活质量及抑郁评定,必要时进行心理治疗
营养医师	健康教育,控制多重危险因素,评定及制订患者营养处方
护士	按照医师的指示履行医疗职责,引导式教育:帮助患者了解疾病知识、症状、体征,药物的正确使用,建立健康的生活方式、习惯
运动专家及物理治疗师	依据患者临床情况、运动经验、目前运动情况等制订安全的运动处方,指导教育患者的健康生活方式、有氧运动习惯、肌肉力量和柔韧性训练,在运动期间具备初级及高级心肺复苏知识,团队合作,保证物理治疗的实施
场地条件:	
早期住院阶段	主要在病房康复训练,由床上、床旁、病房内逐步过渡至邻近大厅;运动期间监测生命体征、运动反应等;环境条件:评定室及运动训练室房间 60~100m^2,采光和通风良好,温度控制在 20~22℃,相对湿度 50%;室内墙面悬挂 Borg 量表（自觉疲劳程度判断量表）
出院恢复及维持阶段	门诊心脏康复中心、康复医院、家庭康复因地制宜
设施条件:	
评定设备	运动负荷心电图或运动心肺仪
训练设备	瑜伽垫、便携式呼吸肌训练器、有氧训练设备（如家庭健身用功率自行车、跑步机）、平衡训练设备（如巴氏球、平衡板）、抗阻设备（如弹力带、弹力管、哑铃、小沙袋等）
监护设备	活动场地邻近护士站 / 病房 / 心电图室 / 急诊科,配备听诊器、血压计、心电图机、便携式快速血糖仪等
常规抢救设备	抢救车（内备抢救药物）、氧气、除颤仪

（陆　晓　林　松　边仁秀　张一清）

第二节 康复评定与治疗

心脏重症康复的评定目的在于判断康复治疗的风险、协助制订康复方案、确定疗效和鉴定残疾程度。心脏康复是以功能恢复为基础。在训练之前要进行心肺功能的评定,包括患者的主观感受和专业设备的评定,从而获得训练的尺度。其目的既要保证训练的有效性,又要保证安全性。

一、一般临床情况的评定

患者于重症监护室时,在血流动力学指标及呼吸功能稳定后,立即开始康复介入治疗。进入重症监护室 24~48 小时后,符合以下标准:心率 >40 次/min 或 <120 次/min;收缩压(SBP)≥90mmHg 或 ≤180mmHg(1mmHg=133.322Pa),和/或舒张压(DBP)≤110mmHg,平均动脉压(MBP)≥65mmHg 或 ≤110mmHg;呼吸频率 ≤25 次/min;血氧饱和度 ≥90%,机械通气吸入氧浓度(FIO₂)≤60%,呼末正压(PEEP)≤10cmH₂O;使用小剂量血管活性药物支持:多巴胺 ≤10mg/(kg·min)或去甲肾上腺素/肾上腺素 ≤0.1mg/(kg·min),即可实施康复介入。生命体征稳定的患者,可逐渐过渡到每天选择适当时间做离床、坐位、站位、躯干控制、移动活动、耐力训练及适宜的物理治疗等。

二、心功能评定

根据心脏康复/二级预防指南心脏康复危险分层,心功能评定内容包括症状、心电运动试验 ST 段变化、恶性心律失常、再血管化后并发症、心理障碍、左心室射血分数、肌钙蛋白水平、功能储备水平。符合以下所有项目时为低危:①运动或恢复期无症状;②无休息或运动导致的复杂性心律失常;③心肌梗死接受冠状动脉旁路移植术或经皮冠状动脉介入治疗血管再通,术后无合并症;④心肌梗死接受溶栓治疗后血管再通;⑤运动或恢复期血流动力学正常;⑥无心理障碍;⑦血肌钙蛋白正常;⑧左心室射血分数 >50%;⑨心功能储备 ≥7METs。

但存在复杂的室性心律失常、难控制的高血压和糖尿病、血肌酐 >72.5mg/dl、因运动及神经系统问题运动不便以及入组前发生不稳定心绞痛、Ⅲ度房室传导阻滞、严重的主动脉瓣狭窄、LVEF<40%、心包炎、心肌病、休息时心电图 ST 段压低 >0.2mV、不受控制的心动过速、恶性室性心律失常、急性全身性疾病、骨骼血管疾病及急性代谢性疾病的患者排除在外。

三、相关器官功能评定

(一)肺功能评定

肺功能检查包括肺容积、肺通气、弥散功能测定、气道激发试验、气道舒张试验,重症患者肺功能结果需结合临床评定。通过气体稀释法和体积描记法测定或计算肺总量(TLC)、功能残气量(FRC)、残气容积(RV)、肺活量(VC)和残总比(RV/TLC)。

(二)呼吸肌评定

1. 呼吸肌肌力评定　目前常通过测定气道的压力变化反映呼吸肌的力量。

2. 呼吸肌耐力评定　膈肌张力时间指数（TTdi）、膈肌耐受时间（Tlim）。

3. 其他评定方法　膈肌肌电图（EMGdi）；其他辅助呼吸肌表面肌电图（sEMG）；膈肌超声检查：可观察膈肌的形态、厚度、运动幅度等。

4. 呼吸肌疲劳程度评定　膈肌疲劳时 Pdi 和 Pdimax 均明显下降；肌电图的频谱改变：膈肌疲劳时，主要表现为低频成分（L）增加，高频成分（H）减少，H/L 比值下降；肌肉松弛率（MRR）下降或松弛时间常数增大；TTdi 或 TTI 超过疲劳阈值；异常体征：呼吸浅快，辅助呼吸肌过度活动，呼吸不同步或反常呼吸等。

四、心肺耐力评定

（一）6分钟步行试验

6 分钟步行试验（6-minute walking test，6MWT）作为心肺运动耐力评定的替代方法，该方法已经得到美国、欧洲和我国心血管疾病指南的推荐。它评价了运动过程中所有系统全面完整的反应，包括肺、心血管系统、体循环、外周循环、血液、神经肌肉单元和肌肉代谢。6MWT 主要适用于测量中到重度心脏或肺疾病患者对于医疗干预的反应，也可用于评价患者功能状态或预测发病率和死亡率。

（二）心肺运动试验

心肺运动试验（cardiopulmonary exercise test，CPET）在一定负荷下测出摄氧量和二氧化碳排出量等代谢、通气指标及心电图变化，从而反映细胞呼吸功能的变化。目前在心血管领域主要用于心衰预后的评价，心脏运动康复的应用，介入治疗的评价及其他不多见的应用。常用综合反映心肺功能肌肉细胞摄氧能力的指标：峰值摄氧量（peak oxygen uptake，VO_2peak）：指细胞最大的摄氧能力，一般等同于最大运动状态下的摄氧量（VO_2max）。凡是影响到血液系统中氧携带能力（血红蛋白、氧分压等）、心功能循环状态（心率、每搏输出量等）及组织摄氧能力（线粒体密度及功能、组织血液灌注等）的因素，均可导致 VO_2peak 的下降。一般正常值应大于预计值（$VO_2peakpred$）的 84%，也可以用最大千克摄氧量（VO_2peak/kg）表示，其正常值为 30.50ml/（kg·min）。无氧阈（anaerobic threshold，AT）：又称乳酸阈或通气阈，是机体细胞需要通过无氧代谢来增加供能开始时的摄氧量。正常应大于 VO_2peak 的 40%。心肺运动试验可无创检测冠心病患者的心肺功能指标，AT、VO_2peak 与峰值氧脉搏（peak oxygen pulse，$O_2pulsepeak$），值越低，累及的冠状动脉越多，左室功能越差。AT 因与 VO_2、临床症状有很强的相关性，随着运动功率的增加，在达到无氧阈前，心脏射血分数增加，达到无氧阈后，心脏射血分数明显降低。有效地测定运动强度可以指导心脏病患者运动处方的制订，与射血分数一样可以避免运动过量。

（三）身体虚弱相关指标

身体虚弱在心血管疾病患者中比较常见，通常用 4 米步速测试（4 meters gait speed，4MGS）来评定，这种评定方法通常被推荐为社区居住老年人多系统健康的潜在评定标志。对于没有功能限制的老年人，缓慢的 4MGS 是残疾、认知障碍、疗养院入院、跌倒和心血管以及全因死亡的一致风险因素。此外，4MGS 也是老年人运动能力的评定标志，并且已被证明与其他心肺功能测量相关。老年人的慢步速通常被定义为步行速度小于 0.8m/s。站立 - 行走计时测试（timed up and go，TUG）是评定机体整体功能转移性的可靠、经济、安全且省时的方法，用以评定患者的虚弱程度、跌倒风险及动态平衡能力。另外，对于心衰患者，握力及膝伸直肌力测定对体弱患者的肌力评定非常重要。

五、心脏重症康复的适应证及禁忌证

（一）心脏重症康复的适应证

心脏重症康复的适应证包括：①急性冠状动脉综合征（acute coronary syndrome，ACS），包括 ST 段抬高型心肌梗死、非 ST 段抬高型心肌梗死和不稳定型心绞痛，所有接受再灌注治疗，如冠状动脉旁路移植术（coronary artery bypass grafting，CABG）、经皮冠状动脉介入治疗（percutaneous coronary intervention，PCI）和原发性经皮冠状动脉介入治疗（primary PCI）；②收缩或舒张障碍引起的稳定型心力衰竭；③心脏移植术和安装心室辅助装置术；④因急性冠状动脉综合征及心力衰竭以外的原因而接受心脏内除颤器植入术或心脏再同步治疗；⑤因急性冠状动脉综合征和心力衰竭以外的原因行更换心脏瓣膜置换术；⑥主动脉夹层手术后；⑦其他心血管高危疾病。

（二）心脏重症康复的禁忌证

心脏重症康复的禁忌证包括：①不稳定型心绞痛；②心功能Ⅳ级；③未控制的室性心律失常；④未控制的窦性心动过速（大于 120 次/min）；⑤未控制的高血压：即安静时收缩压大于 190mmHg 和/或舒张压大于 120mmHg；⑥出现严重临床症状的主动脉瓣或二尖瓣狭窄；⑦Ⅲ度房室传导阻滞且未安置起搏器；⑧活动性心内膜炎、心肌炎、心包炎；⑨肥厚梗阻型心肌病；⑩未经治疗的严重先天性心脏病；⑪血栓性静脉炎和肺栓塞急性期；⑫主动脉夹层 -A 型或急性期主动脉夹层 -B 型；⑬左心室流出道梗阻，心排量严重减少；⑭未控制的糖尿病；⑮全身感染急性期；⑯严重限制运动能力的运动系统异常；⑰其他未得到适当处理的代谢异常，如低血钾、高血钾或血容量不足。

六、心脏重症康复的分期与治疗

根据心脏重症康复的不同发展阶段可分为 Ⅰ 期（住院期）、Ⅱ 期（早期恢复期）、Ⅲ 期（后期恢复期）和Ⅳ期（维持期）（表 4-2-1）。

表 4-2-1　心脏重症康复的分期

阶段名称	持续时间	康复目的	康复建议	完成水平
Ⅰ 期 因重症心血管疾病住院：ACS、PCI、CABG、瓣膜修复术和先天性心脏病手术术后等	急性发病病情稳定后直至出院，平均为 1~2 周	1. 预防运动功能下降 2. 预防长期卧床带来的不利影响 3. 预防抑郁情绪 4. 预防呼吸功能受限或血栓形成等并发症 5. 缩短住院周期 6. 有利于患者及家属了解疾病常识及日常护理	1. 治疗场地：病床、病房、医院走廊 2. 随时监测治疗过程 3. 早期进行评定 4. 可采用每天多次、短时间训练 5. 由被动运动逐步过渡至主动运动、散步及其他方式，直至出院	达到连续上下一层楼或3METs

阶段名称	持续时间	康复目的	康复建议	完成水平
Ⅱ期 出院后的早期恢复期	每周3~5次，发病后1周~3个月	1. 提高机体功能 2. 改变疾病相关危险因素 3. 恢复患者自信心	1. 运动应激试验评定患者预后 2. 根据运动试验开立运动处方并训练 3. 患者教育：二级预防及生活方式改变	达到5~6METs
Ⅲ期 出院后的恢复后期康复	每周3~5次，发病后3~6个月（根据病情可适当延长）	1. 增加或维持机体功能 2. 控制血压 3. 控制血糖、血脂 4. 营养支持，控制体重 5. 保持良好的心理状态	1. 第3、6个月进行运动应激试验，评定训练效果，调整运动处方 2. 对药物及非药物治疗措施进行必要的评定及监测	恢复发病前的生活及工作
Ⅳ期 维持阶段，完成Ⅱ期、Ⅲ期之后	未确立持续时间，依据患者健康状况、病情发展、后续治疗等因人而异	建立健康的生活方式	1. 加强教育 2. 协助改变不良的生活习惯 3. 激励患者建立并保持健康的生活方式	保持健康的生活方式、运动习惯、控制疾病相关危险因素

（一）Ⅰ期：心脏重症康复住院阶段

1. 患者早期病情评定　通过患者症状、相关检查及检验确定患者临床情况稳定，了解患者目前症状及药物治疗情况，根据患者情况完成相关康复评定。

2. 患者宣教　在这个期间，患者依从性较好，可以早期向患者宣教心脏疾病的发生机制，如何选择健康的生活方式，有效控制导致心脏疾病的多重相关因素（B级）。

在心电和血压监护下进行，运动量宜控制在较静息心率增加10~20次/min，同时患者感觉费力程度适中，Borg评分<12分。

3. 运动康复及日常生活指导　目的是帮助患者恢复体力及日常生活能力，出院时达到生活基本自理。早期运动康复计划因人而异，病情重、预后差的患者运动康复的进展宜缓慢，反之，可适度加快。一般来说，患者一旦脱离急性危险期，病情处于稳定状态，运动康复即可开始。通常康复干预于入院24小时内开始，如果病情不稳定，应延迟至3~7天以后酌情进行。运动康复应循序渐进，从床上运动开始，逐步过渡到有依靠坐位、无依靠坐位、床旁站立、床旁行走、病室内步行以及上下1层楼梯。此时期，患者运动康复和恢复日常活动的指导必须在心电和血压监护下进行，运动量宜控制在较静息心率增加10~20次/min，同时患者感觉费力程度适中（Borg评分<12）。另外，术后患者需进行呼吸训练，用力咳嗽，促进排

痰,预防肺部感染。应在术前教会患者呼吸训练方法,避免患者术后因伤口疼痛影响运动训练效果。为防止用力咳嗽时手术伤口震裂,可让患者手持定制的小枕头,保护伤口。制订Ⅰ期心脏康复的运动处方是早期治疗的基础(表 4-2-2、表 4-2-3)。

表 4-2-2 早期心脏康复常见活动类型

活动	活动方式	代谢当量水平 /METs	平均心率反应 /(次 /min)
入厕	床上便盆	1~2	增加 5~15
	便桶	1~2	
	床上排尿	1~2	
	站立排尿	1~2	
沐浴	床上沐浴	2~3	增加 10~20
	浴缸沐浴	2~3	
	淋浴	2~3	
步行	2mph	2~2.5	增加 5~15
	2.5mph	2.5~2.9	
	3mph	3~3.3	
上躯干运动	上肢	2.6~3.1	增加 10~20
(站立位)	躯干	2~2.2	
下肢体操		2.5~4.5	增加 15~25
爬楼梯	下 1 层	2.5	增加 10
(1 层 =12 级)	上 1~2 层	4.0	增加 10~25

注:1mph=1.609 344km/h。

表 4-2-3 早期心脏康复 4 天渐进性活动计划

时间	代谢当量水平 /METs	活动
第一天	1~2	● 卧床休息至病情稳定 ● 离床至床边椅子 ● 床边便桶
第二天	2~3	● 自我照顾 ● 坐位热身活动 ● 室内步行
第三天	2~3	● 尽量离床 ● 站立位热身活动 ● 大厅内步行 5~10min,每天 2~3 次,第 1 次在监护下进行
第四天	3~4	● 坐位沐浴 ● 站立位热身活动 ● 大厅内步行 5~10min,每天 3~4 次,上 1 层楼梯,或在活动平板上步行

4. 出院计划 给予出院后的日常生活及运动康复的指导,告诉患者出院后应该和不应该做什么;评定出院前功能状态,如病情允许,建议出院前行运动负荷试验或 6MWT,客观评定患者运动能力,为指导日常生活或进一步运动康复计划提供客观依据;告知患者复诊时间;重点推荐患者参加院外早期心脏康复计划(Ⅱ期康复)。

（二）Ⅱ期和Ⅲ期：心脏重症康复早期和后期恢复期

Ⅱ期的持续时间因患者而异,平均 1~3 个月。在这一阶段,患者需要监督和个性化护理,同时注意根据危险分层进行选择性的心电、血压监护下的中低强度运动训练。Ⅲ期可持续 3~6 个月（根据病情可适当延长）,通过纠正不良生活方式、用药管理、常规运动康复（例如有氧训练、抗阻训练、柔韧性训练、协调训练、平衡训练等）、日常生活指导等,最大程度恢复或提高患者日常生活及运动功能,综合措施控制危险因素,促进患者回归社会。

1. 患者评定　综合患者既往史、本次发病情况、危险因素、平常的生活方式和运动习惯以及常规辅助检查,如心肌损伤标志物、超声心动图（判断有无心脏扩大、左心室射血分数）、24 小时动态心电图运动负荷试验以及心理评定等对患者进行评定及危险分层（表 4-2-4）。

表 4-2-4　心血管疾病患者运动诱发心血管并发症危险性分层标准

低度运动危险性（必须具备所有下列的条目才能认为该患者运动危险程度为低度）
- 休息时无复杂的室性心律失常
- 运动试验中及恢复期没有复杂的室性心律失常
- 运动试验中及恢复期没有心绞痛和其他明显的症状（异常的气短、头晕、眩晕等）
- 运动试验中及恢复期血流动力学反应正常（即随着运动负荷的增加和减少,心率和收缩压出现相应的升高和降低）
- 运动耐量 ≥7METs
- 静息 EF>50%
- 无心梗并发症或施行心血管血运重建术
- 无充血性心力衰竭
- 无事件后和手术后心肌缺血的症状和体征
- 无临床抑郁

中度运动危险（具有一项或数项以下条目可认为该患者运动危险程度为中度）
- 在高水平运动负荷（≥高水平运动强度）时出现心绞痛和其他明显的症状（异常的气短、头晕、眩晕等）
- 运动试验中及恢复期出现无症状的轻至中度心肌缺血表现（ST 段较基线水平压低 <0.2mV）
- 运动耐量 <5METs
- 静息 EF=40%~49%

高度运动危险（具有一项或数项以下条目可认为该患者运动危险程度为高度）
- 休息时有复杂的心律失常
- 运动试验中及恢复期出现复杂性心律失常
- 运动试验中及恢复期在低负荷水平（<5METs）时出现心绞痛和其他明显的症状（异常的气短、头晕、眩晕等）
- 运动试验中及恢复期出现无症状的严重心肌缺血表现
- 运动试验中及恢复期血流动力学反应异常（变时性功能不全或随着运动负荷的增加,收缩压不升或下降以及严重的运动后低血压）
- 静息 EF<40%
- 心跳骤停病史
- 有心梗并发症或施行心血管血运重建术
- 有充血性心力衰竭表现
- 有事件后和手术后心肌缺血的症状和体征
- 有临床抑郁

2. 纠正不良的生活方式 改变不良的生活方式并对患者和家属进行健康教育,包括饮食和营养指导、改变不良生活习惯(戒烟、限酒)、控制体重和睡眠管理。

3. 运动康复 根据患者的评定及危险分层,遵循 FITT(frequency, intensity, timing, type)标准,制订个体化运动处方。

(1)运动方式:包括有氧训练、阻抗训练、柔韧性训练、作业训练、医疗体操、气功等。其中有氧运动是基础训练,阻抗运动和柔韧性运动是补充训练。

(2)运动量:运动量要达到一定的阈值才能产生训练效应。每周的总运动量(以热卡表达)应在 700~2 000kcal(约相当于步行或慢跑 10~32km)(1kcal=4.186 8kJ)。运动量包含以下基本要素:①运动强度,运动训练所规定达到的强度称之为靶强度,可用 HRmax、HR 储备、METs、RPE、无氧阈等方式表达,靶强度与最大强度的差值是训练的安全系数,靶强度一般为 40%~85% VO_2max 或 METs,或 60%~80%HR 储备,或 70%~85% HRmax,其中无氧阈水平相当于最大摄氧量的 60% 左右,该水平的运动是冠心病患者最佳运动强度;②运动时间,指每次运动锻炼的时间,靶强度运动一般持续 10~60 分钟,在额定运动总量的前提下,训练时间与强度成反比,准备活动和结束活动的时间另外计算;③训练频率,训练频率指每周训练的次数,国际上多数采用每周 3~5 天的频率。

(三)Ⅳ期:恢复期结束后的维持期

Ⅳ期未有明确持续时间,可持续终生,此期康复旨在减少患者心血管事件发生的风险、降低死亡率、提高生活质量并促进其回归社会,期间重点强调维持健康的生活方式,坚持服用二级预防药物,进行规律的运动,控制心血管相关危险因素等。心脏康复组的医务人员可通过电话和网络的途径持续指导患者康复,也可让患者门诊定期复诊,以便医务人员了解患者康复状况并进行相应的处方调整。

(陆 晓 林 松 边仁秀 张一清)

第三节 心脏重症疾病康复干预

一、急性冠脉综合征 PCI 术后康复

急性冠脉综合征 PCI 术后进行心脏康复,已被明确证实可增加冠状动脉血流及心功能贮量达 10%~30%,促进患者心脏功能的恢复。PCI 术后心脏康复有效延缓动脉硬化的发展进程、预防缺血事件和血栓形成、改善内皮功能和骨骼肌代谢以及减低交感神经系统兴奋性。目前在心肌梗死指南中 IB 类推荐。

康复方案

所有患者在实施运动康复前都应进行一般功能评定、运动风险评定、运动耐量评定、心理评定、运动风险分级,制订运动处方(表 4-3-1)。

二、心力衰竭康复

(一)急性心力衰竭康复

推荐对所有急性心力衰竭患者进行健康教育及加强自身管理预防急性心衰发作。推荐所有急性心衰患者病情稳定后加入心脏康复计划,患者可通过早期康复治疗提高运动能力

表 4-3-1　急性冠脉综合征 PCI 术后心脏康复运动处方

干预方法	基本内容 / 原则
运动训练：	
运动方式	早期住院阶段根据患者病情逐步过渡： 1. 穿刺部位加压包扎 12h，被动在床上进行关节运动，醒时踝背屈、跖屈 1 次 /h 2. 坐床边坐位，用床边便桶、坐椅子；主动 / 被动在床上进行所有关节活动 3. 可下床站立，热身运动，病房内慢速走动 15~25m，2 次 /d 4. 在房内活动和做体操，中速步行 25~50m，2 次 /d 5. 中速步行 100~150m 或踏车 20~40W，可上、下 1 层楼，2 次 /d 6. 中速步行 200~400m，2 次 /d，可上、下 2 层楼 出院恢复、维持阶段： 1. 有氧耐力训练：散步、慢跑、骑自行车、游泳等 2. 抗阻训练：弹力带、哑铃及器械训练等
运动强度	低风险患者： 有氧训练：CPET 指导个体化强度自行车运动，强度可为超过无氧阈值 20%~50% 的功率；60%~80% 的峰值功率；从低于无氧阈值开始后逐渐增加至 55%~70% 最大运动当量（METs）；同时 RPE 分级 12~13 级 抗阻训练：40%~80% IRM，RPE 分级 11~16 级 中 / 高风险患者： 有氧训练：CPET 指导个体化强度自行车运动，强度可从低于无氧阈值后逐渐增加，视患者个体情况达到超过无氧阈值 20%~50% 的功率；60%~80% 的峰值功率；低于 50% 最大运动当量（METs），同时 RPE 分级 10~11 级 抗阻训练：20%~30% IRM，RPE 分级 10~11 级
运动时间	1. 热身：5~10min 2. 有氧训练：低风险患者，5~10min/ 次起始，视情况延长至 30~60min/ 次；中 / 高风险患者，15~30min/ 次起始，视情况延长至 30~60min/ 次，至少 3 次 / 周 3. 抗阻训练：10~15 个 / 组，1~3 组 /（肌群 / 次），1 次 / 周起始，视情况调整 4. 放松：至少 5min
注意事项	1. 呼吸的调整 2. 安全性的要求 3. 运动的动作要求 4. 器械的正确使用方法 5. PCI 穿刺部位的保护 6. 注意可能存在的出血倾向 7. 存在 PCI 并发症时的要求
健康教育	1. 介绍 CCU，解除顾虑 2. 介绍康复小组、康复程序，戒烟，给宣教材料 3. 介绍心脏解剖及冠心病发病机制、冠心病危险因素及其控制的宣教 4. 讲解药物、饮食、运动与心率监测及性生活 5. 讲解随访事项、心理咨询及注意事项

从而提高其生活质量,减少长期卧床的不利影响,确保迅速安全地出院和恢复工作,并且预防心力衰竭复发和再住院(A级证据)。

康复方案:对于血流动力学稳定的和无症状的急性心力衰竭患者来说,低强度物理治疗和运动训练是可行的。医疗人员应仔细监测患者的焦虑和抑郁状态,在发生此类症状时及时提供心理咨询,并考虑药物治疗和认知行为治疗。

急性心力衰竭患者健康教育包括以下几个方面:测量、记录以及管理体重;警惕心力衰竭的复发;遵照医嘱服药;限制盐分摄取;限制饮酒和戒烟;持续适当的运动训练(表4-3-2)。

表 4-3-2　急性心力衰竭的康复干预

干预方法	基本内容 / 原则
物理治疗及运动训练	对于血流动力学稳定及在静息状态下无症状的急性心力衰竭的患者,可进行四肢曲轴运动、床上低强度抗阻训练、床边站立训练
心理干预	1. 保证患者家庭成员足够的时间陪伴 2. 倾听患者的诉求 3. 事先说明检查目的和治疗方法,安抚患者 4. 积极与患者交谈,使患者充分表达担忧和问题 5. 保证患者足够的睡眠时间 6. 鼓励患者恢复精神,避免因活动和探访受限而产生过度的生活压力 7. 向患者解释后期检查、治疗,制订康复计划 8. 关注并针对患者的不适如失眠疑虑躁动以及长期处于重症监护室出现的精神心理异常症状采取预防措施
健康教育	1. 指导患者测量、记录并控制体重 2. 关注心力衰竭的再次发生 3. 保持药物治疗良好的依从性 4. 限制盐的摄入 5. 限制酒精的摄入、戒烟 6. 继续适当强度的运动训练,心脏康复门诊随诊

(二)慢性心力衰竭康复

推荐对运动耐量受损的慢性心力衰竭患者进行心脏康复以改善症状和提高运动耐量。患者可通过康复治疗增强呼吸肌功能,改善运动耐量,提高心输出量,改善生活质量,减少心衰再入院率(A级证据)。

1. 适应证和禁忌证　适应证:NYHA心功能Ⅱ~Ⅲ级症状已控制的稳定的慢性心力衰竭患者。禁忌证:包括绝对禁忌证和相对禁忌证。绝对禁忌证:①心衰症状恶化的心力衰竭;②不稳定心绞痛或低阈值运动诱发心肌缺血;③有外科手术指征的瓣膜性心脏病;④严重左室流出道梗阻;⑤运动诱发严重的心律失常;⑥急性心包炎;⑦急性全身系统性疾病或发热;⑧有运动禁忌的其他疾病。相对禁忌证:①NYHA心功能Ⅳ级或者需要静脉使用强心药的心力衰竭;②上周体重增加大于2kg的心力衰竭;③运动时收缩压下降明显;④中度的左室流出道梗阻;⑤运动诱发中度的心律失常;⑥进展的房室传导阻滞;⑦运动恶化心衰症状。

2. 康复方案　心力衰竭患者心脏康复计划的基本要点：运动训练、患者宣教以及支持治疗，具体如表 4-3-3。

表 4-3-3　慢性心力衰竭的运动处方

干预方法	基本内容 / 原则
运动训练：	
运动方式	1. 步行（初始阶段监督下室内步行）、功率自行车训练、低强度有氧运动、低强度抗阻训练
	2. 慢跑、游泳和剧烈运动不推荐用于心力衰竭患者
运动强度	早期阶段
	1. 从室内步行速度 50~80m/min 或功率自行车 10~20W 的运动强度开始，持续 5~10min
	2. 1 个月后通过观察运动期间的体征 / 症状逐渐增加运动持续时间和强度
	3. 静息心率增加 30 次 /min（接受 β 受体阻滞剂的患者静息心率增加 20 次 /min）的患者需要设置简单的靶心率
	稳定阶段
	1. 靶心率设定在峰值摄氧量（VO$_2$peak）水平或无氧阈（AT）水平的 40%~60%
	2. 靶心率设定在心率储备的 30%~50% 或最大心率的 50%~70%，Karvonen 公式计算：靶心率 =（最大心率 − 静息心率）× 所需强度 %+ 静息心率，对于轻度心力衰竭（NYHA Ⅰ~Ⅱ级）设定所需强度 % 为 0.4~0.5，中、重度心力衰竭（NYHA Ⅲ级）设定所需强度 % 为 0.3~0.4
	3. 目标疲劳度设定在 Borg 疲劳评分 11~13 分（比较轻松 – 稍费力）
运动时间	5~10min、2 次 /d，逐渐增加到 20~30min/ 次，2 次 /d
运动频率	3~5d/ 周（重度心力衰竭：3d/ 周；轻中度心力衰竭：5d/ 周；低强度抗阻训练：可以 2~3d/ 周）
注意事项	1. 第 1 个月低强度运动，医生同时观察患者是否有心力衰竭的加重症状
	2. 在监护下开始训练，稳定阶段在监护和非监护（家庭训练）下制订后期运动方案
	3. 仔细观察患者临床症状、体重和血液 BNP 指标的变化

三、心脏外科术后康复

冠状动脉旁路移植术、心脏瓣膜置换术、心脏移植以及主动脉夹层手术均可治疗心脏疾病，通过术后早期康复训练可有效改善患者的心脏功能，提升其生活质量（表 4-3-4）。

表 4-3-4　心脏康复对心脏外科手术的作用

心脏外科手术方式	循证内容	证据强度
冠状动脉旁路移植术（CABG）	运动训练有助于 CABG 患者改善症状、提高运动能力及控制冠心病危险因素	A 级
心脏瓣膜置换	心脏瓣膜病术后患者康复训练，可以改善病情症状、提高运动能力	A 级
心脏移植	尽早进行适当的运动训练可以提高心脏移植术后患者运动能力	B 级
主动脉夹层	在血压监测的同时，心脏大血管术后患者进行运动训练可以增强呼吸功能；	B 级
	大血管术后恰当强度的心脏康复可以提高患者心肺功能，增强肌力，缩短住院天数，有助于早期重返社会和回归工作岗位，提高术后生活质量，从而改善预后	B 级

康复方案

心脏手术后鼓励患者尽早下床活动;心脏术后注意吞咽障碍的发生;胸带使用及身体活动限制将影响运动耐量的恢复,提高并发症的发生;对于无禁忌证患者,运动疗法有助于改善患者运动耐量,提高生存质量水平及减少心血管事件;对于心功能不全及运动肌肉系统疾患的患者,需要进行个体化的运动训练。建议使用肺活量训练仪预防呼吸系统并发症。

1. **急性期阶段** 急性期康复目标和进程:急性期康复的目标在于稳定血流动力学,鼓励开始行走,尽快恢复到以前的身体活动水平。微创手术和术后管理的进步使患者满足术后行走的标准,从而可以较早离开床,并进行心脏康复。

吞咽障碍和呼吸道并发症:①吞咽障碍,3%~51% 的患者可出现,其发生与风险因素相关,如长期的术后心力衰竭和使用呼吸机 48 小时或更长时间;②呼吸功能障碍,心脏开胸手术后胸壁运动由于胸骨切开术后疼痛而在身体和精神上受到限制,呼吸功能下降。中位胸骨切开术以及不必要的使用胸带限制胸壁运动可能会延缓运动能力的恢复并增加并发症的发生。

2. **恢复期阶段** 当患者术后 4~10 天后可以行走 30~100m 时,应进行心肺运动试验并且开始进行有氧运动训练。开始阶段需要注意以下几点:①无发热,炎症反应改善;②无大量心包积液和胸腔积液;③无新发的房颤和房扑;④血红蛋白大于等于 8g/dl。

有氧运动的阈值多以 AT 值来定量;如果不能进行心肺运动试验,则以 Karveon 法确定的心率值,作为运动处方制订的标准指标。尽管抗阻运动被证明有效,但是心脏术后前三个月应避免剧烈上肢运动,患者可以在心脏康复后早期进行等张运动。由于住院时间的减少以及心脏康复的终生性特点,在住院期间要对患者进行出院康复指导。研究表明,良好的康复指导可以有效地提高 10 年无事件的生存率。

心脏外科手术早期康复有助术后患者恢复,干预方法如下(表 4-3-5)。

表 4-3-5 心脏外科手术的早期康复干预

干预方法	基本内容 / 原则
对象	当患者不符合下列任何一项标准时,应鼓励适当运动:
	1)患者处于低心排出量综合征,同时:①使用生命支持装置如呼吸机、主动脉内球囊反搏(IBAP)经皮心肺辅助(PCPS);②接受大剂量的去甲肾上腺素或儿茶酚胺类等强心药物;③收缩压≤90mmHg(即使用强心药物治疗);④低体温或发绀;⑤代谢性酸中毒
	2)使用漂浮导管
	3)静息心率≥120 次 /min
	4)血压改变(体位性低血压)
	5)血流动力学不稳定性心律失常(如新发房颤、Lown's 分级≥Ⅳb 级或严重室性早搏)
	6)呼吸困难或呼吸暂停(呼吸频率 >30 次 /min)
	7)出血倾向
康复计划	早期阶段根据病情逐步过渡:
	1)四肢主动或被动运动,给予坐位支持及呼吸锻炼,床上直接排便排尿,关注早期术后吞咽困难障碍
	2)床边坐起,保持坐位 10min/ 次,逐渐增加训练次数,床上直接排便排尿

干预方法	基本内容/原则
康复计划	3）床边站立,原地踏步,逐渐增加训练次数,指导床上便盆使用 4）室内步行,逐渐增加训练次数,床边坐便器指导,允许室内自由步行 5）病区内步行(100m 范围内),逐渐增加训练次数,允许使用病区洗手间,允许病区内自由步行 6）病区内步行(200~500m 范围内),逐渐增加训练次数,允许使用医院内洗手间,并进行运动负荷测试评定病情 7）上 1 层楼,在运动治疗室以有氧运动为主训练
运动负荷实验评价标准(为下一阶段的运动训练提供标准)	以上运动训练时不出现以下情况可逐步过渡: 1）胸痛、严重呼吸急促、严重疲劳(Borg 评分 >13)、头晕、下肢肌肉酸疼 2）发绀、面色苍白或四肢湿冷(客观症状) 3）呼吸急促(呼吸频率 >30 次/min) 4）房颤或心律失常发生率增加 5）心肌缺血 ECG 改变 6）血压过度改变 7）血氧饱和度 ≤90%
注意事项	1）CABG 术后:①伤口护理,预防感染;②避免较重的上肢训练直至伤口愈合;③上半身牵拉/弯曲和轻阻力运动有助于灵活性 2）瓣膜置换术后:①机械瓣长期抗凝治疗,预防运动相关的出血和损伤;②注意上肢的运动与胸骨的愈合;③避免在合并严重瓣膜狭窄或反流时进行阻力运动 3）心脏移植术后:①术后尽早(通常 24 小时内)拔除气管插管,上下肢被动运动、床边坐位、站立、慢速步行,逐步增加运动量;②出现中重度排异反应调整运动处方,严重的急性排异反应必须停止除被动活动外的所有体力活动 4）主动脉夹层术后:①血压控制(维持最佳血压),收缩压维持在 130mmHg 以下;②在运动负荷测试指导下逐步扩大活动范围,进行坐、站、病房步行、洗澡和体育锻炼。除了步行能力测试,运动负荷测试可以包括跑步机和功率自行车测试;③目标血压制订,运动时收缩压 <150mmHg;④24 小时血压监测;⑤生活质量问卷调查,通过生活质量问卷调查,更有助于制订、修改和完善运动处方

四、心律失常患者的康复

指南关于心律失常患者康复的推荐:①如果没有禁忌证,对急性心肌梗死患者进行运动训练可以预防猝死。②如果没有禁忌证,房颤、起搏器及埋藏式心脏复律除颤器(implanted cardioverter-defibrillator,ICD)植入患者进行运动训练可以改善生活质量。③对于有禁忌证的室性心律失常患者,应当避免行运动训练。运动训练主要通过减低交感神经的活性、超速驱动抑制,改善心肌缺血、心脏功能、心室肥厚、精神紧张状态,从而减少心律失常的发生(A 级证据)。

康复方案

1. 室性心律失常　在运动训练开始前,应先进行运动负荷试验来评定其运动能力和心律失常严重程度。在进行运动负荷试验时,当患者达到无氧阈值前即出现需要终止试验的心律失常,应当进行相应的治疗,在运动训练开始前应先控制心律失常。对于没有心脏功能障碍或者运动负荷试验期间心律失常没有加重的患者,可以进行中等强度的运动训练。在运动训练开展后出现符合运动终止的指标后,应该分析是运动强度过大还是心律失常恶化所引起的。在通过降低运动时间以及运动强度等措施后,仍然出现符合运动终止的标准时,医疗人员应该确定心律失常恶化的原因,并进行相应治疗。

2. 心房颤动　在运动训练开始前,应先进行运动负荷试验来评定心房颤动患者其运动能力和心律失常的严重程度;主要的评定指标是:心率、症状、运动时间以及运动负荷试验期间的最高 METs 值;有研究表明,心率变异指数来衡量心率控制也较为可靠(小于 10 次 /min)。对于房颤患者来说,用心率来决定运动强度较为困难,因此应用达到无氧阈值的 METs 值来计算步行速度来定量运动强度。进行跑步机测试时,最高 METs 的 20%~40% 和 40%~60% 分别作为轻度和中等强度的运动训练强度。对于没有心脏功能障碍的患者应从中等强度的运动训练开始训练。当达到无氧阈值的数值高于最高 METs 值 40%~60% 时,应根据其他生理指标来综合的制订运动训练强度。当静息心率高于 110 次 /min 时,应停止运动或是降低运动强度。在运动训练后出现心力衰竭的表现或症状时,应停止运动训练,进行相应的对症治疗。

3. 心脏起搏器　在运动训练开始前,应先进行运动负荷试验来评定其运动能力和调整运动强度;进行运动负荷试验来评定运动训练时的心率反应,从而进行合适的起搏器设置。目标心率的制订可以通过 Karvnen 公式或是 Borg 量表来计算。由于过高的目标心率会加剧心力衰竭以及引起心肌缺血的发生,因此医疗人员应小心监测此类患者。运动训练开展后运用心电监护仪监测患者心率变化,防止出现加剧心力衰竭以及引起心肌缺血的发生。

五、心脏复律除颤器植入术后康复

目前临床常用的植入式心脏复律除颤器包括 ICD 和心脏再同步化治疗除颤器(cardiac resynchronization therapy-defibrillator, CRT-D)。指南关于 ICD 和 CRT-D 患者康复的推荐:①推荐运动疗法用于改善 ICD 治疗的心力衰竭患者的运动耐量和 QOL 水平;②推荐运动疗法用于改善 CRT 治疗的心力衰竭患者运动耐量和 QOL 水平;③对于 CRT 治疗的心力衰竭患者,运动疗法可以安全有效地改善心功能。

ICD 和 CRT-D 患者,由于长期卧床,机体功能严重失调,运动耐量低下;此外,ICD 放电在心理上带来的恐惧又使许多患者日常生活质量水平低下。ICD 患者随着运动心率的增加,导致 ICD 不正常放电,这也是临床上主要关注的问题。但是,研究表明,运动状态下 ICD 放电次数并不增加,且运动训练不仅增加 ICD 患者运动耐量,而且改善血管内皮功能。关于 CRT 患者心血管康复的研究不多。2006 年,Belardinelli 等将 52 例接受 ICD 治疗(包括单纯 ICD 或 CRT-D)的慢性心力衰竭随机分为两组,一般治疗组和运动训练组,结果发现,运动疗法显著改善 CRT-D 患者运动耐量。因此,CRT-D 患者心血管康复将进一步提高 CRT-D 患者运动耐量和改善心脏功能。

六、心脏移植术后康复

指南推荐对心脏移植患者早期进行心脏康复以提高运动耐量。心脏移植术后,患者的心脏由于失去自主神经的调制,运动时应有的心率反应受到影响,此外供体和受体心脏大小不匹配、排异反应、免疫抑制剂的不良反应、长期心衰导致的器官功能失调及焦虑的情绪都有可能导致心脏功能失调,而运动训练可增加峰值氧分压和减少心脏移植后的静息心率。

心脏移植患者心脏康复包括急性期、恢复期和维持期。术后早期进行心脏康复可预防长期卧床并发症及缓解精神紧张状态。恢复期运动训练旨在提高患者运动耐量,恢复日常生活能力,减少精神问题,如焦虑、抑郁等的发生,从而促进患者早日回归工作和社会。患者出院后,医生应帮助患者制订家庭康复训练计划,告知其在家中如何继续运动训练。患者在心脏康复维持期间应继续于非监测下进行家庭运动训练。由于左心室辅助装置植入术越来越普遍,心脏康复在心衰终末期患者这一群体中也将更加重要。

（郑亚国）

参 考 文 献

［1］Citerio G, Bakker J, Bassetti M, et al. Year in review in Intensive Care Medicine 2013: I. Acute kidney injury, ultrasound, hemodynamics, cardiac arrest, transfusion, neurocritical care, and nutrition［J］. Int Care Med, 2014, 40(2): 147-159.

［2］Markewitz A, Trummer G, Pilarczyk K, et al. Status of cardiac surgical intensive care medicine in Germany during 2013: a report on behalf of the German Society for Thoracic and Cardiovascular Surgery［J］. Thorac Cardiovasc Surg, 2014, 62(7): 536-542.

［3］Thomas RJ, King M, Lui K, et al. AACVPR/ACC/AHA 2007 performance measures on cardiac rehabilitation for referral to and delivery of cardiac rehabilitation/secondary prevention services endorsed by the American College of Chest Physicians, American College of Sports Medicine, American Phys［J］. J Am Coll Cardiol, 2007, 50(14): 1400-1433.

［4］Herdy AH, López-Jiménez F, Terzic CP, et al. Ilarraza-Lomelí H. South American guidelines for cardiovascular disease prevention and rehabilitation［J］. Arq Bras Cardiol, 2014, 103(2 Suppl 1): 1-31.

［5］AACVPR. Guidelines for Cardiac Rehabilitation and Secondary Prevention Programs［M］. 4th ed. Champaign, IL: Human Kinetics Publishers, Inc, 2004.

［6］Ku SL, Ku CH, Ma FC. Effects of phase I cardiac rehabilitation on anxiety of patients hospitalized for coronary artery bypass graft in Taiwan［J］. Heart Lung, 2002, 31(2): 133-140.

［7］Araujo CG, Carvalho T, Castro CL, et al. Standardization of equipment and technics for supervised cardiovascular rehabilitation［J］. Arq Bras Cardiol, 2004, 83(5): 448-452.

［8］Balady GJ, Williams MA, Ades PA, et al. American Heart Association Exercise, Cardiac Rehabilitation, and Prevention Committee, the Council on Clinical Cardiology; American Heart Association Council on Cardiovascular Nursing; American Heart Association Council on Epidemiology and Prevention; American Heart Association Council on Nutrition, Physical Activity, and Metabolism; American Association of

Cardiovascular and Pulmonary Rehabilitation. Core components of cardiac rehabilitation/secondary prevention programs: 2007 update: a scientific statement from the American Heart Association Exercise, Cardiac Rehabilitation, and Prevention Committee, the Council on Clinical Cardiology; the Councils on Cardiovascular Nursing, Epidemiology and Prevention, and Nutrition, Physical Activity, and Metabolism; and the American Association of Cardiovascular and Pulmonary Rehabilitation [J]. Circulation, 2007, 115 (20): 2675-2682.

[9] 陈纪言, 陈韵岱, 韩雅玲, 等. 经皮冠状动脉介入治疗术后运动康复专家共识 [J]. 中国介入心脏病学杂志, 2016, 24 (07): 361-369.

[10] Members AF, Chairperson MMJJV, Stamatis A, et al. ESC guidelines for the diagnosis and treatment of acute and chronic heart failure 2012 [J]. Eur Heart J, 2015, 11 (3): 110.

[11] wisler AD, Norton RJ, Dean SG, et al. Home-based cardiac rehabilitation for people with heart failure: A systematic review and meta-analysis [J]. Int J Cardiol, 2016, 221: 963-969.

[12] JCS Joint Working Group. Guidelines for rehabilitation in patients with cardiovascular disease (JCS 2012) [J]. Circ J, 2014, 78 (8): 2022-2093.

[13] Li-Sha G, Peng C, Yue-Chun L. Recurrent acute coronary syndrome and restenosis after percutaneous coronary intervention in a patient with idiopathic thrombocytopenic purpura: a case report and literature review [J]. BMC Cardiovasc Disord, 2015, 15: 101.

[14] Yang X, Li Y, Ren X, et al. Effects of exercise-based cardiac rehabilitation in patients after percutaneous coronary intervention: A meta-analysis of randomized controlled trials [J]. Sci Rep, 2017, 7: 44789.

[15] Taylor RS, Brown A, Ebrahim S, et al. Exercise-basedrehabilitation for patients with coronary heart disease: systematic review and meta-analysis of randomized controlled trials [J]. Am J Med, 2004, 116 (10): 682-692.

[16] Leon AS, Franklin BA, Costa F, et al. Cardiac rehabilitation and secondary prevention of coronary heart disease: an American Heart Association scientific statement from the Council on Clinical Cardiology (Subcommittee on Exercise, Cardiac Rehabilitation, and Prevention) and the Council on Nutrition, Physical Activity, and Metabolism (Subcommittee on Physical Activity), in collaboration with the American association of Cardiovascular and Pulmonary Rehabilitation [J]. Circulation, 2005, 111 (3): 369-376.

[17] Critchley JA, Capwell S. Mortality risk reduction associated with smoking cessation in patients with coronary heart disease: a systematic review [J]. JAMA, 2003, 290: 86-97.

[18] Cholesterol Treatment Trialists' (CTT) collaboration, Baigent C, Blackwell L, et al. Efficacy and safety of more intensive lowering of LDL: a meta-analysis of data from 170,000 participants in 26 randomised trials [J]. Lancet, 2010, 376 (9753): 1670-1681.

[19] Baigent C, Keech A, Kearney PM, et al. Efficacy and safety of cholesterol-lowering treatment: prospective meta-analysis of data from 90, 056 participants in 14 randomised trials of statins [J]. Lancet, 2005, 306 (9493): 1267-1278.

[20] Roger VL, Go AS, Lloyd-Jones DM. Heart disease and stroke statistics–2011 update. A report from the American Heart Association [J]. Circulation, 2011, 123: e18-e209.

[21] Audelin MC, Savage PD, Ades PA. Changing clinical profile of patients entering cardiac rehabilitation/ secondary prevention programs: 1996 to 2006 [J]. J Cardiopulm Rehabil Prev, 2008, 28: 299-306.

［22］González-Clemente JM, Palma S, Arroyo J, et al. Is diabetes mellitus a coronary heart disease equivalent? Results of a meta-analysis of prospective studies［J］. Rev Esp Cardiol, 2007, 60（11）: 1167-1176.

［23］Klein S, Burke LE, Bray GA, et al. American Heart Association Council on Nutrition, Physical Activity, and Metabolism. Clinical implications of obesity with specific focus on cardiovascular disease［J］. Circulation, 2004, 110: 2952-2967.

［24］Poirier P, Giles TD, Bray GA, et al. American Heart Association. Obesity and cardiovascular disease: pathophysiology, evaluation, and effect of weight loss: an update［J］. Circulation, 2006, 113: 898-918.

［25］Bader DS, Maguire TE, Spahn CM, et al. Clinical profile and outcomes of obese patients in cardiac rehabilitation stratified according to National Heart, Lung, and Blood Institute criteria［J］. J Cardiopulm Rehabil, 2001, 21: 210-217.

［26］马丽媛, 吴亚哲, 王文, 等.《中国心血管病报告 2017》要点解读［J］. 中国心血管杂志, 2018, 23（01）: 3-6.

［27］Brown RA. Rehabilitation of Patients with Cardiovascular Diseases. Report of a Who Expert Committee［J］. World Health Organ Tech Rep Ser, 1964, 270: 3-46.

［28］Suaya JA, Stason WB, Ades PA, et al. Cardiac rehabilitation and survival in older coronary patients［J］. J Am Coll Cardiol, 2009, 54（1）: 25-33.

［29］Gottlieb SS, Kop WJ, Ellis SJ, et al. Relation of depression to severity of illness in heart failure（from Heart Failure And a Controlled Trial Investigating Outcomes of Exercise Training［HF-ACTION］)［J］. Am J Cardiol, 2009, 103（9）: 1285-1289.

［30］Oldridge NB, Guyatt GH, Fischer ME, et al. Cardiac rehabilitation after myocardial infarction［J］. JAMA, 1988, 260（7）: 945-950.

［31］Ades PA. Cardiac rehabilitation and secondary prevention of coronary heart disease［J］. New Engl J Med, 2001, 345（12）: 892-902.

［32］Ruano-Ravina A, Pena-Gil C, Abu-Assi E, et al. Participation and adherence to cardiac rehabilitation programs［J］. Int J Cardiol, 2016, 223: 436-443.

［33］American Association of Cardiovascular and Pulmonary Rehabilitaion. Guidelines for cardiac rehabilitation and secondary prevention programs［M］. 5th ed. Nabucco: Human Kinetics Publishers, 2013.

［34］Bohannon RW. Reference values for the Timed Up and Go Test: a descriptive meta-analysis［J］. Geriatr Phys Ther, 2006, 29（2）: 64-68.

［35］Fritz S, Lusardi M. White paper: "walking speed: the sixth vital sign"［J］. Geriatr Phys Ther, 2009, 32（3）: 2-5.

［36］Gerald F, Philip A, Paul K, et al. Exercise standards for testing and training: a Scientific statement from the American Heart Association［J］. Circulation, 2013, 128（8）: 873-934.

［37］Kear BM, Guck TP, McGaha AL. Timed Up and Go（TUG）Test: Normative Reference Values for Ages 20 to 59 Years and Relationships With Physical and Mental Health Risk Factors［J］. Prim Care Community Health, 2017, 8（1）: 9-13.

［38］Naci H, Loannidis JP. Comparative effectiveness of exercise and drug interventions on mortality outcomes: metaepidemiological study［J］. BMJ, 2013, 347: f5577.

［39］Reeves GR, Gupta S, Forman DE. Evolving Role of Exercise Testing in Contemporary Cardiac Rehabilitation

［J］. Cardiopulm Rehabil Prev, 2016, 36（5）: 309-319.

［40］Squires RW, Kaminsky LA, Porcari JP, et al. Progression of exercise training in early outpatient cardiac rehabilitation: an official statement from the American Association of Cardiovascular and Pulmonary Rehabilitation［J］. J Cardiopulm Rehabil Prev, 2018, 38（3）: 139-146.

［41］Thomas RJ, Balady G, Banka G, et al. 2018 ACC/AHA clinical performance and quality measures for cardiac rehabilitation: a report of the American College of Cardiology/American Heart Association Task Force on Performance Measures［J］. J Am Coll Cardiol, 2018, 71（16）: 1814-1837.

第五章

重症相关肌骨问题康复指南

　　危重症患者在疾病的发生发展过程中,由于长期卧床、深度镇静和骨骼肌松弛剂的使用等多种因素,可以产生各种肌肉、骨骼、关节的问题,严重影响患者的生活质量,对患者的预后也有不良影响。尽早进行康复评估及早期康复治疗干预在这些问题的处理中发挥着至关重要的作用,早期介入康复治疗及合适的康复策略,能有效缩短机械通气时间,减少肌骨问题的发生,促进肌力的恢复,从而缩短 ICU 住院时间,降低呼吸肌相关性肺炎的发生率,节省医疗费用。

　　重症患者常见的肌肉、骨骼、关节问题,包括肌肉萎缩、关节挛缩、异位骨化、骨质疏松、关节炎等,其中有些问题并非重症患者所独有。为了避免与本丛书其他专业指南产生不必要的重复,本章仅介绍重症患者在 ICU 住院期间即开始出现的严重肌骨问题:ICU 获得性肌无力和因废用导致的关节功能障碍,希望能够引起相关专业人员的重视,并在临床工作中及早采取防治措施。

第一节　ICU 获得性肌无力

一、概述

(一)名词术语

　　1. ICU 获得性肌无力(intensive care unit acquired weakness, ICU-AW)　是 ICU 发生率最高的急性多神经肌病,临床上也称为 ICU 获得性衰弱。镇静、骨骼肌松弛、制动、机械通气、高血糖、脓毒症等因素均可促进 ICU-AW 的发生。主要表现为脱机困难、轻瘫或四肢瘫痪、反射减少和肌肉萎缩无力。ICU-AW 的实质是神经肌肉功能障碍,包括危重病多发性神经病(critical illness polyneuropathy, CIP)、危重病肌病(critical illness myopathy, CIM)及两者共存的危重症多神经肌病(critical illness neuromyopathy, CINM)。任何原因导致的危重症都可引起上述两种症状,它们可单独发生也可合并发生。

　　2. 危重病多发性神经病(CIP)　是在危重症基础上并发的主要影响肢体和呼吸肌远端轴突的多发性神经病,临床表现为四肢末梢感觉障碍和下运动神经元性瘫痪,多无自主神经功能障碍。肢体无力一般呈对称性,以双下肢远端受累为主;呼吸肌受累主要表现为脱机困难;面肌和眼肌一般不受累。查体可见腱反射减弱或消失、感觉障碍,但感觉检查往往由于患者查体合作欠佳结果不可靠,清醒可合作患者表现为末端浅感觉(包括痛觉、温度觉及音叉震动觉)缺失。

　　3. 危重病肌病(CIM)　是危重症患者并发的肌肉病变,临床表现主要为四肢迟缓性肌无力,以对称性肢体近端无力为主,呼吸肌亦可受累;查体亦可表现为腱反射减弱或消失,给予清醒患者疼痛刺激,面部可出现"做鬼脸"样表情而肢体无活动,常有肌肉萎缩,而无明显感觉障碍。

CIP 与 CIM 临床均有肌无力表现,并且二者可以同时存在,CIP 较 CIM 的特征是感觉障碍。CINM 则结合了 CIP 和 CIM 的临床特征。

(二)流行病学

每年全球有 1 300 万~2 000 万人因需要生命支持入住 ICU,其中因需要延长机械通气支持者中的 25% 患者将发展为全身及持续的肌无力,相关流行病学研究表明,ICU-AW 发病率高达 40%(9%~86%),而女性患者 ICU-AW 的发生率是男性患者的 4 倍左右。在 ICU 中治疗达 24 小时的患者有 11% 发生肌无力,当治疗时间延长达 7~10 天时,有 24%~55% 的患者在恢复意识时存在肌无力。由于研究人群的基础疾病、危险因素、诊断标准及评估时间不同,以及危重症患者检查配合欠佳,国内外研究相关文献中对 ICU-AW 的发病率统计差异较大。

(三)病因与病理生理

ICU-AW 的危险因素可能包括脓毒血症、多器官功能衰竭、全身系统炎症综合征、女性、物质分解代谢状态、长期机械通气、制动、高血糖、糖皮质激素及神经阻滞剂的使用等,其中脓毒血症、多器官功能衰竭、全身系统炎症综合征是重要的危险因素。这些危险因素独立或协同作用形成多因素的病理生理机制,使肌肉萎缩、肌力下降及神经传导受损,导致肌无力的发生和发展。

1. 离子通道 离子的跨膜移动平衡形成静息电位,在此基础上通过离子通道的开放、关闭和离子跨膜流动,将信号转导到细胞内部,形成动作电位,启动兴奋 - 收缩偶联。因此静息电位离子平衡的破坏、动作电位传递的跨膜电子流异常及其离子通道的失活、结构修饰和分布异常都将对肌膜兴奋性和兴奋 - 收缩偶联产生影响。

2. 肌肉蛋白代谢 分解代谢旺盛是危重症患者特别是老年患者重要的代谢特征,肌肉蛋白分解是其重要的组成部分,直接促进 ICU-AW 的发生。目前认为肌肉蛋白降解主要是通过泛素 - 蛋白酶体和自噬 - 溶酶体等途径进行。当蛋白降解途径异常激活时,蛋白降解加速致肌肉蛋白减少,肌肉萎缩。同时,蛋白合成不是分解途径简单的反向调控,它有自己特殊的调节因子,如雷帕霉素靶蛋白(mammalian target of rapamycin, mTOR)、生长分化因子 15(growth differentiation factor 15, GDF-15)等,当体内这些因子异常出现时,可减少肌肉蛋白合成,导致肌肉萎缩。

3. 线粒体 微循环障碍、能量代谢紊乱广泛存在于危重症特别是脓毒症患者中,直接或间接参与肌无力的发生,表现为骨骼肌内高能磷酸化合物合成减少、分解增加,能量储备下降,单磷酸腺苷(adenosine monophosphate, AMP)和自由肌酸增加,钠钾 ATP 酶活性增加,伴乳酸水平升高,乳酸与丙酮酸比例增加,且与生存率呈负相关。在此过程中,线粒体的功能障碍、结构破坏、数量减少、动力学紊乱、修复异常及其诱发的氧自由基生成增加都扮演着重要角色。

4. 细胞因子 危重症患者常出现各种细胞因子级联释放,如 IL-6、TNF-α 等,一方面加重患者炎症反应,另一方面也影响肌肉蛋白代谢,导致肌萎缩,诱发肌无力。

ICU-AW 包括 CIP、CIM 或者两者并存,而这两者的病理机制不完全相同。CIP 可能是由微循环障碍导致细胞损伤和轴突变性引起的;而在 CIM 的发病过程中,有很多因素可引起肌肉的结构和功能的改变。在危重病患者(特别是脓毒血症患者)中,肌肉分解代谢导致骨骼肌萎缩被认为是最常见的病理过程,而且发展迅速。而炎症、制动、应激反应、营养不良、去神经状态等均可导致肌浆蛋白减少,除了肌肉萎缩外,其他因素引起的肌肉功能下降也会导致 CIM 的发生,如肌细胞内钙离子失衡。

（四）临床诊断

ICU-AW 的病因及临床表现的复杂性,使早期识别和诊断比较困难。根据《国际功能、残疾与健康分类》(ICF)标准,肌无力的早期识别及诊断方法主要包括临床评估、神经电生理检查、神经肌肉病理学检查。

1. 临床评估　临床评估主要是在回顾危重症患者治疗过程中神经肌肉情况、药物治疗史及神经肌肉既往病史的基础上对肌力进行相应的检测。主要利用医学研究理事会(the UK Medical Research Council, MRC)量表对上肢和下肢不同肌肉群的力量进行分级,当总分 <48 分(平均得分 <4)时,即诊断为 ICU-AW。

①MRC 评分:适用于上下肢肌肉群的活动,如肩外展、屈肘、伸腕、屈髋、伸膝、踝关节背屈,要求患者意识清楚,能够配合,并对最大强度有反应。其结果受患者体位和评估肢体可用性的影响,MRC 量表存在很大的局限性,如鉴别力差和潜在的上限效应。根据 MRC 量表诊断为 ICU-AW 的患者应接受连续的评估,如果评分持续低下,还应进行电生理学检查和 / 或肌活检。②握力测试:握力测试被用来评估 ICU 患者前臂和手部肌肉的力量,而且还是反映肌肉总体力量的一个很好的指标。一般认为握力在女性小于 7kg 或男性小于 11kg 表明有肌无力。③肌无力亦可影响呼吸肌。机械通气短至 18 小时即可出现不同程度的呼吸肌和膈肌的萎缩,从而进一步损害呼吸系统,使撤机更加困难。因此临床评估呼吸肌定量的测量参数有最大吸气压力(maximum inspiratory pressure, MIP)和最大呼气压力(maximum expiratory pressure, MEP),对评估是否涉及到呼吸肌系统是重要的信号。MIP<36cmH$_2$O 可以诊断肌无力,其敏感性为 88%,特异性为 76%。

2. 神经肌肉电生理学检查　电生理检查在早期即可开展,包括重复电刺激试验、神经传导速度测定、针刺肌电图和直接肌肉刺激等。CIP 电生理学表现为复合肌肉动作电位及感觉神经动作电位波幅降低或消失,而神经传导速度无改变或轻度改变。CIM 电生理特征为复合肌肉动作电位波幅降低,而感觉神经动作电位波幅及神经传导速度正常。静止时可有或无自发电位如纤颤波、正尖波;收缩时运动单位电位早期募集现象,表现为短时程、低波幅的多相电位,肌纤维兴奋性降低。将常规肌电图和直接肌肉刺激技术相结合,可以较好地鉴别 CIM 和 CIP,从而有助于针对性的治疗。

神经电生理检查虽有诊断价值,但仍存在不足,例如肌电图需要患者清醒,并且能够自主收缩肌肉,结果缺乏特异性等,神经传导检查会受到组织水肿的干扰,在 ICU 许多危重症患者中很难开展。

3. 神经肌肉病理学检查　CIP 患者周围神经活检发现,神经纤维丧失和原发性神经轴突变性,且远端病变较重,无炎性细胞浸润。CIM 肌活检可见原发性肌损害,特有的病理现象为电子显微镜下可见选择性肌球蛋白丝丢失,肌动蛋白丝和肌纤维 Z 区保留。

目前这些检查虽有诊断价值,被认为是诊断 ICU-AW 的"金标准",但是神经肌肉组织活检作为有创检查,且临床无确切的活检指征,在临床应用中尚存在争议,故 ICU-AW 需多因素判断评估,综合诊断。

（五）临床治疗

ICU-AW 的治疗目前并无特殊方法,强调综合治疗为主,包括积极地治疗脓毒血症,控制血糖,早期肢体活动,避免长期使用神经肌肉阻滞剂,最低剂量的糖皮质激素及营养支持等。

ICU 获得性肌无力的防治需要多学科团队的合作,针对患者的情况,建议由重症医学科、内分泌科、神经内科、消化内科等多学科提供临床指导。

1. 早期积极治疗基础疾病　国内外流行病学显示,败血症、多器官功能障碍综合征(multiple organ dysfunction syndrome, MODS)及全身炎症反应综合征(systemic inflammatory response syndrome, SIRS)持续时间与 ICU-AW 的发病率和严重程度呈正相关。早期合理应用抗生素尽快控制脓毒症,加强导管相关护理防止感染加重,通过早期治疗来预防 MODS 及 SIRS 的发生有助于预防 ICU-AW。

2. 营养支持　营养不良被认为是肌无力的主要危险因素之一,在使用肠外营养的营养缺乏症患者中尤为明显。尤其在 ICU 的第 1 周,早期补充肠内营养可降低 ICU-AW 的发生率,目前提倡补充高脂、低糖配方肠内营养剂,避免肠外营养,可以减少肌无力的发生率,并且促进患者肌力恢复。

3. 控制血糖　适度控制血糖,进行胰岛素强化治疗可以降低 ICU-AW 的发生率并改善其预后。对 ICU 患者进行流程化血糖管理,当连续两次指尖血糖浓度 >10mmol/L 时,应开始胰岛素治疗,每小时监测 1 次血糖。血糖平稳后每 4 小时监测 1 次,血糖控制范围为 4.44~6.11mmol/L。维持正常血糖可降低 CIP/CIM 的电生理征兆的发生率,但是需要在 ICU 患者中延长机械通气,且不能降低患者的死亡率,还要注意避免低血糖的发生。

4. 合理镇静及制动　减少制动时间是预防肌无力中的重要措施,降低镇静是实现该目标的方法之一,可对镇静的患者所需的舒适性和安全性制订全面有利最小水平的镇静方法。实行每天唤醒:每天定时中断或减少镇静药物静脉注射,使患者完全清醒,直到可以回答几个简单的问题或完成一些简单的行为动作,例如转动眼睛、移动手指、伸展舌头等。该方法可防止因镇静、镇痛药物过度或不足导致的危害,促进患者神经系统恢复,从而提前干预患者的肌肉运动。

二、康复评定

(一)非特异性评估工具

非特异性评估工具是指适用于评估所有患者康复水平的研究工具,主要评估患者的自我照顾能力,即日常生活活动(activities of daily living, ADL),常用的量表有 Barthel 指数(Barthel index, BI)量表、Katz 日常生活活动(Katz activities of daily living, Katz-ADL)量表、功能独立性评定(functional independence measurement, FIM)量表。

1. Barthel 指数量表　BI 量表用于评估患者的功能状态、住院时间及预测治疗效果等,涵盖进食、洗澡、修饰、穿衣、控制大便、控制小便、如厕、床椅转移、上下楼梯、平地行走 45m 等 10 项日常生活活动,根据患者的独立能力及需要帮助的程度分为自理、稍依赖、较大依赖、完全依赖 4 个等级,总分为 100 分,>60 分提示患者生活基本自理;≤40 分提示患者生活重度依赖,全部需要他人照顾。BI 量表的效度、信度及敏感度良好,被广泛应用于老年人日常生活活动能力的相关研究中。

2. Katz 日常生活活动评定　Katz-ADL 涵盖了进食、大小便控制、如厕、床椅转移、穿衣和洗澡等 6 项条目,每项条目独立完成计 1 分,否则为 0 分,总分为 6 分,6 分表示患者基本生活能够独立完成;<6 分表示患者基本生活活动有部分或全部受限制。Katz-ADL 量表具有良好的信效度以及内部一致性。

3. 功能独立性评定　FIM 量表包括运动功能和认知功能两个方面,共 18 项条目,每项分值设为 1~7 分,总分为 126 分。根据评定结果将患者的功能状态分为 7 个等级,126 分为完全独立,108~125 分为基本独立,90~107 分为极轻度依赖和有条件的独立,72~89 分为轻度依赖,54~71 分为中度依赖,36~53 分为重度依赖,19~35 分为极重度依赖,18 分为完全依赖。FIM 量表内部一致性良好,具有良好的信效度,侧重于功能障碍的评定。

(二)特异性评估工具

ICU 患者康复功能状况特异性量表指仅适用于评估 ICU 患者康复状况的量表。该类量表针对 ICU 患者及环境的特殊性,主要涉及活动状况的评估,如体位转移及行走,以及预测患者出 ICU 的去向等,主要包括 ICU 功能状况量表(functional status score for the intensive care unit, FSS-ICU)、ICU 活动量表(ICU mobility scale, IMS)、Perme-ICU 活动评分量表、外科优化康复评分量表(surgical optimal mobility score, SOMS)。

1. FSS-ICU 量表　是基于 FIM 量表发展而来的,包含了 FIM 量表中的 2 项运动功能条目和 3 项 ICU 环境相关性附加条目,共包括翻身、卧位 - 坐位转移、床边坐位、坐位 - 站位转移以及行走等 5 项功能性条目,采用 FIM 量表的评分标准,每项分值设为 1~7 分,1~2 分属于完全依赖,6~7 分为无需他人帮助、自己独立完成,总分为 35 分,如果患者因功能受限或病情无法完成指令则为 0 分,分值越高提示患者功能状态越好。FSS-ICU 量表对患者出院时的去向具有一定的预测性。

2. IMS 量表　用于 ICU 成人患者的活动功能状态评估。该量表根据无活动(卧床)、床上活动、床 - 椅转移、床边活动、行走等将患者的活动功能客观量化分为 11 个水平,分值为 0~10 分,分值越高说明活动功能越好。该量表各条目简单明了、易于理解,所需评估时间短(<1min),信效度良好,适用于物理治疗师和护理人员对 ICU 患者活动功能的评估。

3. Perme-ICU 活动评分量表　用于评估 ICU 患者完成指定活动的能力,尤其是 2 分钟内的行走能力。Perme-ICU 活动评分量表可快速地评估出 ICU 患者接受物理治疗后的效果,所需评估时间不超过 2 分钟,共涵盖精神状况、潜在活动障碍、功能力量、床上活动、转移、步态和耐力等 7 个维度 15 项条目,其中"潜在活动障碍"这一条目主要用于评估 ICU 特定环境对患者活动的影响。每个项目的最大分值范围为 2~4 分,总分为 32 分,总分越高提示潜在活动障碍越少,可减少患者活动时的辅助;反之则潜在活动障碍越多,患者活动时需增加辅助。

4. SOMS 量表　用于评估外科 ICU 患者的康复水平,预测患者的病死率及住院时间与住 ICU 时间。SOMS 量表采用 5 级(0~4 级)数字评定法量化患者的康复能力:0 级提示患者存在严重血流动力学不稳定或呼吸功能不全等因素,不适宜进行康复;1 级提示患者可接受床上的被动全范围活动;2 级提示患者能进行床上坐位训练;3 级提示患者可进行有或无辅助的站立训练;4 级提示患者能进行行走练习。分值越高,患者的活动能力越好,病死率越低,住院时间和住 ICU 时间越短。SOMS 的改善与住院病死率降低有关,具有良好的预测性。

三、康复治疗

（一）治疗原则

在完善相关的康复评定基础上，开展全面早期的康复训练。总的训练原则是：早期干预，早期康复；全面评估，全面康复；个体化治疗；多学科参与。

（二）康复时机

早期活动是指在生理功能稳定后即开始实施活动，而不是准备撤除呼吸机或转出ICU后。通常认为符合以下情况即可考虑行康复治疗：①对刺激保持反应；具有一定的认知能力；听懂一定指令，如能睁眼闭眼、看人、张嘴伸舌、点头、皱眉等；②吸入氧浓度（inspired concentration of oxygen, FiO_2）≤60%，呼气末正压≤10cmH₂O和/或患者准备撤机；③无直立性低血压或无需泵入血管活性药物。在实施康复治疗前要检查患者是否有深静脉血栓的形成。

停止活动的指征：患者出现以下任一症状，如心率>130次/min或在活动前心率的基础上增快≥20%；出现新的心律失常；呼吸>35次/min或在活动前呼吸频率的基础上增加≥20%；SpO_2<88%且时间>1min；收缩压<90mmHg或>180mmHg；情绪激动、大汗，显示患者不能耐受，病情有变化趋势，立即停止活动。

（三）早期康复治疗

早期康复锻炼和ICU动员尤为重要，可减少认知和生理功能障碍的发生。多个研究已经证明了早期的可行性运动能够减少患者呼吸衰竭的发生率。此外，早期康复治疗已被证明可独立减少医院住院天数、减少谵妄发生率，早期的康复锻炼应该被认为是ICU日常护理的一部分。

根据患者的肌肉力量和合作水平调整早期物理治疗时间，这是重症监护病房中安全可行并且可以改善结果的另一种策略。与接受标准物理治疗的患者相比，使用床边活动器械进行被动或主动运动训练，可以更好地改善患者的股四头肌力量，从而提升患者的生活质量。

1. 神经肌肉电刺激治疗（NMES）　神经肌肉电刺激有助于改善危重患者的肌力，低电流可通过刺激神经纤维激活运动神经元，增加肌肉的血流量与收缩力，提高患者MRCs，减少ICU-AW的发生。对机械通气昏迷或镇静后不能自主活动的患者进行四肢关节被动活动，同时，配合神经肌肉电刺激治疗，较只接受被动训练的患者能够获得更强的肌力和更低的呼吸频率。此外，在ICU患者中应用功能性电刺激、脚踏车训练系统并联合基础康复治疗肌无力的患者恢复效果更好。

2. 四级早期活动与康复锻炼疗法　包括初期对患者能否进行主动运动和被动运动的评估，进行不同层级的功能锻炼，能有效延缓患者的肌肉萎缩，提高肌力，较好地预防ICU-AW的发生。

第一级为患者无意识，由康复治疗师对患者四肢关节进行被动联合活动，每天2次，每个关节的主要方向重复10次。主要为上肢、手指的屈曲和伸展手腕的屈曲，肘屈曲、伸展、外展、内收，肩屈、外展、内旋，每2小时翻身一次。

第二级为意识恢复，指导患者配合进行被动关节活动康复治疗，每个关节的主要方向重复5次，鼓励患者做抗重力和阻力运动，目标是向各方向运动至少重复5次，并协助患者过渡为端坐位,努力坚持至少 20 分钟。

第三级为患者意识清晰,可以抗重力举起手臂,则从第二级进入第三级,在二级活动的基础上,帮助患者坐在床沿。

第四级为患者意识很清晰,可以抗重力抬腿,则从第三级进入第四级,在第三级活动的基础上,协助患者逐步练习:离床坐到床边的椅子上 - 离床站立 - 行走。相比之下,四级早期活动与康复锻炼疗法对预防 ICU-AW 较好,锻炼过程分级逐步加强、循序渐进,考虑到患者的耐受能力,值得临床推广。

(四)中后期康复治疗

1. 呼吸功能康复　机械通气时间≥18~24h 即可引起呼吸肌废用性萎缩和无力,并且随着机械通气时间的延长,呼吸肌萎缩进行性加重,使患者难以脱离呼吸机,产生严重的呼吸机依赖性。

近年来,以呼吸肌功能锻炼为主的肺康复治疗在 ICU 获得性肌无力患者中取得了一定的效果,使呼吸肌尤其是膈肌强壮有力,改善呼吸,提高呼吸效率,促进排痰。呼吸功能康复主要包括:有效咳嗽、缩唇呼吸、腹式呼吸和主动呼吸循环技术(active cycle of breathing techniques,ACBT),目前的技术已经发展到患者可以在机械通气期间步行,甚至在体外膜氧合(extracorporeal membrane oxygenation,ECMO)治疗时也已可行。

呼吸控制和呼吸肌训练是肺康复计划中主要的手段。

(1)呼吸控制:应用早期活动方案,一旦患者的血流动力学稳定且有适当的呼吸机参数设置(如 $FiO_2 \leqslant 0.6$,呼气末正压≤10cmH₂O),即应鼓励患者活动。

(2)呼吸肌训练:从呼吸衰竭开始即进行呼吸肌的训练,可以明显改善出院时患者的自理能力,减少机械通气的天数,改善谵妄的程度,使最大步行距离更远。

呼吸功能康复方法详见本书第二章。

2. 肌力及关节活动度(ROM)训练　肌力和关节活动度训练可以改善肢体循环。部分肌力恢复时应鼓励患者主动活动,主动训练能增强肌力。肌力训练时要选择阻力原则和超量负荷原则。根据现有肌力的水平选择肌力训练的方式,包括被动 ROM、主动 ROM、辅助主动 ROM、抗阻 ROM 和本体感受性神经肌肉促进技术(proprioceptive neuro-muscular facilitation,PNF)。重症监护病房早期 ROM 训练要依据患者的实际情况进行。

3. 肢体功能的训练　鉴于在危重症存活患者中存在显著的躯体功能障碍,肢体功能的锻炼显得尤为重要。根据患者的情况可选择床旁坐位训练、立位训练、身体转移训练、行走训练和爬楼梯锻炼。对于清醒的患者,可采用床边坐立→坐床边椅上→床边站立的方式循序渐进地进行康复训练。当患者下肢肌力恢复到可以站立时,可使用"站立床"帮助患者站立。当肌力≥4 级时,患者可使用助行器或推着轮椅在室内步行以锻炼下肢的功能。

4. 多种形式的康复训练

(1)搭桥运动:是预防危重患者下肢血栓和肌肉萎缩的训练方法。搭桥运动的肢体功能锻炼步骤为平卧位→膝关节屈曲→胫骨和床面呈 90°→抬起臀部股骨与床面平行→复原→重复运动。

(2)八步操功能锻炼:先活动双下肢关节(趾→踝→膝→髋),再活动双上肢关节(指→腕→肘→肩)。每个关节活动分别做 1 分钟的外展、内收、旋转运动。

(3)悬吊运动疗法:是一种神经激活技术,主要有增加上下肢关节活动度、感觉运动协调能力、肌力训练等作用。该疗法通过主动运动训练及治疗肌肉骨骼疾患,针对薄弱环节训练,有利于 ICU-AW 的康复。动作要领为右下肢和左侧平行,左下肢受压,保持身体平直;标准为双上臂垂直床,肩部对称,骨盆维持水平和体轴无弯曲,腰部保持生理前凸。根据患者耐受情况决定每天训练的时间。

（4）主动或被动的骑车动作:每次 20 分钟,可在病房护士的协助下完成。

（5）器械拉力操:能有效预防卧床患者发生 ICU-AW,促进重症患者康复。

（6）随着科技的进步,一些先进的电子锻炼仪器被治疗师带进 ICU,帮助恢复患者肌力,预防 ICU-AW 的发生。在治疗师或者床位护士的协助下,ICU 机械通气患者每天操作大约 20 分钟的游戏互动,在视频游戏中听觉和视觉的引导下,模拟视频中出现的拳击、旋转手臂、摆动等去进行全身性的活动。

5. 康复治疗强度的选择　患者康复治疗的最佳强度、时间、频次因人而异,应量力而行、循序渐进,强度由弱到强,时间由短到长,一般以患者不感到疲劳为宜。对于最大强度推荐每次 15~30 分钟,每天 1~2 次。一旦患者转至普通病房就能够耐受较强的康复治疗强度和康复时间较久的治疗,可延长至每次 30~60 分钟,每周 5~7 天。

（五）传统中医康复

1. 针灸治疗　针灸治疗本病,急性期采用平补平泻法。以手足阳明经穴和夹脊穴为主。主穴,上肢取肩髃、曲池、合谷、颈胸段夹脊穴;下肢取髀关透伏兔、阳陵泉、足三里、三阴交、腰部夹脊穴。风邪盛者加膈俞、血海;寒邪盛者加肾俞、腰阳关;湿邪盛者,另加阴陵泉;湿热困郁者,另加大椎以泄热除湿;痰热腑实者,加支沟、丰隆、气海、天枢、中脘、下巨虚、内庭;缓解期,用补法,加百会、四神聪、风池,加灸法。并运用中医推拿,加强肢体肌肉及关节的早期康复锻炼,促进肢体运动及感觉功能恢复。

2. 中药治疗　本病以肺、脾、肾虚为本,与肝相关,湿、热、痰浊、血瘀为标。初起以感受风、寒、湿、热之邪,多为急性起病,常见实证或虚实错杂。治当以温阳散寒,祛风胜湿为法,方选麻黄附子细辛汤加减;缓解期正虚邪恋,痰湿、瘀血内阻,因正邪交争,肺、脾、肾脏气日益虚损。方选补中益气汤加减。

四、预防与预后

（一）预防

1. 一级预防　一级预防又称病因预防或初级预防,主要是针对 ICU-AW 致病因子采取的措施,也是预防 ICU-AW 发生的根本措施。主要是控制原发病与感染,防止危险因素的发生,减少激素及神经肌肉阻滞剂的使用,并给予患者足够的营养摄入。

2. 二级预防　二级预防又称"三早"预防,即早发现、早诊断、早治疗,它是发病期阻止病程进展、防止蔓延或减缓发展的主要措施。ICU-AW 的早期监测和诊断也非常重要,频繁的神经肌肉功能检查有助于早期发现 ICU-AW 患者,所以早期评估 ICU 患者的神经肌肉功能十分重要。监测和诊断手段主要包括肌肉张力、运动、长度等测量,并较早开展电生理学研究以确定诊断,必要时进行神经肌肉的形态学分析。

3. 三级预防　三级预防主要为对症治疗。防止病情恶化,减少 ICU-AW 的不良作用,防止其发展为终生瘫痪甚至死亡。预防并发症和伤残,对已丧失劳动力或残障者通过康复治疗,促进其身心方面早日康复,使其恢复劳动力,病而不残或残而不废,保存其社会生存价值。

（二）预后

存活的轻度 CIP 患者几周可自行恢复,预后良好,严重者可能需要数月恢复。不能完全恢复者较少见,主要原因是持续运动功能障碍。据统计,全球每年有数百万的危重患者从 ICU 转出并出院,但出院后这些患者以及他们的家属常常反馈患者存在长期、广泛的功能障碍,这一情况可能会持续到出院后的几个月甚至几年。因此,康复医生应在患者出院前向患者及其家属进行宣教,以帮助患者提高对 ICU-AW 的认识,因地制宜,坚持康复训练。

（舒　彬　孙强三　曾凡硕）

第二节　ICU 患者关节功能障碍

一、概述

（一）名词术语

关节功能障碍是指患者伴有不同程度的肌肉萎缩,软组织粘连及挛缩,关节肿胀,屈伸受限,限制了整个肢体的功能,影响了患者的工作和生活,给患者带来极大不便。关节起着连接、带动和引导周围各个关节的作用,关节功能障碍不仅使关节活动受限,还将影响到肢体的功能活动。ICU 患者长时间的关节废用使组织间粘连,关节软骨发生退行性改变,还可以使关节囊、韧带、肌肉等组织发生形态结构、生物化学及生物力学等方面的改变,甚至发生纤维化、钙化等情况,造成关节功能障碍。

（二）流行病学

关节功能障碍是国内外 ICU 病房中最常见的问题,大约有 39% 的患者至少存在 1 个关节的挛缩,严重者可造成残疾。

（三）病因及病理生理

1. 长时间关节废用导致关节粘连、僵硬、活动范围受限　有关形态学研究发现,制动 9 周后的大鼠膝关节内纤维脂肪组织增生,与关节软骨形成粘连,粘连处的软骨细胞退变,软骨层变薄,与其相对应的骨质吸收增加。关节周围的结缔组织,如韧带的胶原纤维排列紊乱,韧带附着处的骨质吸收。有关生物化学和生物力学研究发现,关节囊、肌腱和韧带基质中的水分含量和葡萄糖胺聚糖减少,会影响胶原纤维间的润滑和缓冲,纤维间距离缩小,互相接触机会增多、时间延长,细纤维间易形成化学横键,导致纤维之间粘连。横键的增多、增密,限制了纤维之间的相互滑动及组织变形,使制动时处于松弛位的韧带逐渐固定于缩短位,因而发生关节挛缩;胶原纤维的合成与降解代谢均增加,胶原的合成代谢加速使新增生的胶原交叉连接增多,排列紊乱。由于降解大于合成,最终导致胶原变细,胶原的含量随制动时间的延长呈指数曲线下降。胶原质和量的变化使纤维结缔组织的伸展性和活动度下降。应力 - 应变试验发现,制动 12 周,动物的侧副韧带在标准负载时形变增大,牵拉试验表明,制动的骨 - 韧带复合体装置的最大载荷和能量吸收均降低,为正常的 1/3,抗张力强度下降 42%。

关节废用后,关节囊、韧带、关节周围肌肉、肌腱缩短,使关节软骨面交替受压,关节内滑液分泌减少,关节囊干涸粘连,关节腔变窄,最终可导致关节挛缩、粘连,关节活动度受限。不同病因导致的关节挛缩可表现为关节内、外组织的挛缩变性或瘢痕粘连,进而导致关节活动受限、功能障碍。正常情况下关节内、外结缔组织处于胶原与其他细胞外基质分解与合成的平衡状态,这种平衡维持着组织正常功能所需的组织结构和生物力学特性。当关节功能发生显著改变,作用于关节内、外结缔组织的应力负荷增加或减少,组织将发生形态、生物力学和生物化学的一系列改变。有研究者将这一现象称为"结构对生物力学的适应";关节周围的结缔组织在正常情况下要承受张应力,如果在结缔组织缩短的位置上长时间的固定关节,作用于组织的张应力被消除,组织将会发生挛缩。粘连是关节活动受限的另一个重要原因,组织间液渗出或损伤后瘢痕组织的形成均可导致粘连。软组织在缩短的位置上长期固定,肌肉也会发生形态改变,肌节数目减少,肌肉组织缩短,从而出现关节活动受限。

2. 长时间关节废用导致相应肌肉肌力减弱、肌肉废用性萎缩 长时间关节废用可致肌力和肌肉耐力下降,肌肉抗应激能力减退和萎缩,可导致关节源性肌萎缩。关节疼痛、肿胀、损伤或手术等伤害性刺激通过改变传入神经纤维冲动,引起支配前角运动神经元下行通路的抑制,造成肌肉萎缩。进而引起生物力学改变,这些改变又将加重关节功能障碍,形成恶性循环。

3. 长时间关节废用导致关节牢固性降低 由于持续废用,关节各结构成分发生变化,如韧带强度降低,局部肌肉萎缩,关节缓冲应力能力减弱等,使韧带失去保护与支持,造成关节的稳定性受损。

（四）风险因素

在 ICU 中造成关节功能障碍最主要的风险因素即为长时间无主动或被动的关节活动。

二、康复评定

（一）病史

病史是 ICU 患者关节功能障碍风险的重要部分,详细评估相关危险因素史,如既往关节功能障碍史、药物史和相关疾病史等,从而全面了解 ICU 患者身体状态。

1. 关节功能障碍史 询问既往有无关节功能障碍史。

2. 药物史 对所有药物进行审核并重新核对剂量。详细了解增加关节功能障碍风险的药物及剂量。

3. 相关疾病史 详细了解患者疾病史,包括骨科、神经科、内科及其他疾病史。

（二）体格检查

1. 中枢神经与外周神经功能检查 评估和检查大脑功能、四肢外周神经功能、反射、皮质功能和小脑功能。

（1）影像学检查:对于颅脑损伤的 ICU 患者,CT 检查其血肿大小、范围、形态及其邻近脑组织压迫情况;应用 MRI 观察脑部有无病变,明确该患者异常的平衡功能或跌倒的发生是否由脑结构改变所致,精确诊断脑组织血肿等。

（2）感觉检查:患者闭目,充分暴露四肢,进行两侧对比,注意感觉障碍程度及范围。

（3）反射检查:检查肱二头肌反射、肱三头肌反射、桡骨膜反射、膝反射、髌腱反射、跟腱反射等是否异常。

2. 肌肉骨骼系统检查

（1）影像学检查:通过正位、侧位和斜位 X 线片观察有无骨折、骨赘等骨关节疾患。

（2）肌力检查：采用徒手肌力评定（manual muscle testing, MMT）进行肌力检查。通过有无肌肉或肌腱的收缩、重力作用和外加阻力大小而评定肌力等级。0 级表示未触及肌肉的收缩；1 级表示可触及肌肉的收缩，但不能引起关节的收缩；2 级表示解除重力影响，能完成全关节活动范围的活动；3 级表示能抗重力完成全关节活动范围的运动，但不能抗阻力；4 级表示能抗重力及轻度阻力，完成全关节的活动范围运动；5 级表示能抗重力及最大阻力，完成全关节活动范围的运动。若老年人肌力较弱，则不能产生维持人体姿势的正常肌肉动力。

（3）肌张力检查：常采用改良的 Ashworth 分级法进行评定。0 级表示无肌张力增加；1 级表示肌张力略微增加，受累部分被动屈伸时，在关节活动范围之末时呈现最小的阻力或出现突然卡顿和释放；1+ 级表示肌张力轻度增加，在关节活动范围后 50% 范围内出现突然卡顿，然后在关节活动范围后 50% 均呈现最小阻力；2 级表示肌张力明显增加，通过关节活动大部分时，肌张力均较明显增加，但受累部分仍能较容易的被移动；3 级表示肌张力严重增加，被动关节活动困难；4 级表示僵直，受累部分被动屈伸时呈现僵直状态，不能活动。肌张力异常致功能活动的主动肌和拮抗肌功能异常，无法协调配合完成功能动作，易致跌倒。

（4）关节活动度（ROM）的评估：应用量角器根据上肢 ROM、下肢 ROM、脊柱 ROM 测量法对相应关节进行活动度评估。

三、康复治疗

（一）早期、综合、序贯策略

针对关节功能障碍早期康复治疗的相关研究提倡采用序贯策略，即根据患者的实际情况，由低级到高级，由简单到复杂，循序渐进地进行康复训练。

重症患者的康复治疗宜早期介入，ICU 患者生命体征平稳后应进行早期功能锻炼和专业物理治疗，与支持疗法、疾病治疗同时进行，而非患者拔管或转出 ICU 后再实施。目前有充足的证据证明，ICU 患者早期康复不仅安全、可行，而且是有效的。患者进入 ICU 后，一旦生命体征稳定就应该立即进行早期功能锻炼和专业的物理治疗。早期康复活动应和临床治疗同时进行。患者入住 ICU 24 小时即应由专业的康复医生和主管医师共同评估患者是否能够耐受康复治疗。

（二）体位训练

ICU 患者病情重，卧床时间长，体质差，机体抵抗力降低，除疾病本身造成的各种功能障碍外，还易发生各种并发症。康复治疗的方法多种多样，包括早期的体位放置及不同形式的被动和主动训练。积极有效的康复措施可以消除和减轻患者功能上的缺陷，为未来适应生活奠定基础。同样，重症患者的良肢位摆放亦是功能性训练的一种，在 ICU 阶段就应引起重视，通过对姿势和运动模式的评估，早期应用反射性抑制模式（reflex-inhibiting patterns, RIP）不仅可以预防与减轻痉挛，还能逐步建立反射性稳定的姿势，从而改善运动控制能力，这对于患者后期的康复治疗亦相当重要。而在神经肌肉促进技术（neuro-muscular facilitation technique）中，本体感觉促进技术（proprioceptive neuro-muscular facilitation, PNF）的核心即通过刺激本体感觉，促进或抑制肌肉运动。治疗师通过诱发姿势性反射和翻正反应，促进患者的体位转移，例如用不对称性紧张性颈反射促进仰卧位转移到侧卧位；用对称性或不对称性紧张性颈反射促进从俯卧位到手膝位；用迷路引出的翻正反射促进从仰卧位到直腿坐位。

这利于改善整体运动功能,同时预防和改善关节功能障碍。

(三)关节活动度训练

对 ICU 患者关节活动度训练的主要目的是预防长期卧床患者产生肌肉废用性萎缩、肌腱挛缩、关节僵硬等。ROM 训练方法包括被动训练和主动训练。被动训练包括自我被动训练和他人训练,可酌情使用各种器械辅助进行训练。对于意识清醒的患者建议多采用主动性的关节活动度训练方法,主要的关节活动度训练部位除了上肢的肩、肘、腕、指和下肢的髋、膝、踝外,对于颈部和躯干的 ROM 训练也需要引起重视,可以采用手法治疗的方式进行小关节松动治疗,防止关节囊的挛缩。

入住 ICU 48 小时并预计需要继续治疗 72 小时以上的患者,早期可在常规护理基础上接受被动四肢关节活动或床上主动训练 15 分钟,经评定能耐受的患者将床头抬高 45°~60°,再逐步进行坐位平衡、站立平衡、步行训练或独立活动能力训练,以增强肌力,改善日常生活活动能力,从而减少机械通气时间及并发症的发生率。

对机械通气、昏迷或镇静后不能自主活动的患者进行四肢关节被动活动,同时配合神经肌肉电刺激治疗,可以获得更强的肌力和更低的呼吸频率。

(四)肌肉功能训练

目前,ICU 机械通气患者使用深度镇静和卧床静养的方式。患者往往存在神经肌肉功能障碍而无法撤机,病情稳定转入普通病房后,发现患者常连简单的日常活动都无法完成。这些患者的废用性肌肉萎缩与原发神经系统病变或肌病的患者不同。ICU 中进行肌肉功能训练的目的主要有以下两个:①防止由于长期卧床造成的肌肉废用性萎缩;②对于疾病引起的瘫痪肌肉进行早期的功能再训练。常用的肌肉功能康复治疗手段包括肌肉收缩诱发训练、神经肌肉电刺激治疗、肌肉按摩、神经肌肉易化技术等。

运动训练的强度应根据病情的发展和变化进行及时调整。不同肌力分级的肌肉所采用的物理治疗方法有所不同,应根据肌肉力量分级进行针对性物理治疗。针对肌力 0~1 级的肌肉进行神经肌肉电刺激和肌电生物反馈疗法结合常规康复治疗,能有效提高 ICU 患者的肌力,减少肌肉萎缩的发生,增加肌纤维容积,减轻重病幸存者的肌肉无力和身体残疾负担;针对肌力 3 级以上肌肉进行渐进式抗阻训练、交互性屈伸肌力强化训练可以改善相应的肌肉功能。

(五)作业治疗

大约有 63% 的重症患者存在 ADL 重度依赖问题,25% 患者存在中度依赖,10% 患者存在轻度依赖,因此在 ICU 开展 ADL 评估和作业治疗(occupational therapy, OT)是非常重要的。早期接受 OT 和运动疗法的 ICU 患者比只接受标准镇静药的 ICU 患者在镇静药使用时间上明显缩短,因此建议早期进行综合康复介入。在国内,作业治疗在 ICU 中的开展通常被忽略了,而事实证明,在 ICU 开展 OT 治疗是可行的也是必须的,其内容应包括下列几个方面:①功能性作业疗法,包括关节活动度、精细动作训练、肌力增强训练、耐力训练等;②日常生活活动作业训练,包括进食、更衣、梳洗和修饰、如厕的训练;③自助具、矫形器的应用训练。

(孙强三　闫金玉　李剑锋)

参 考 文 献

［1］潘鹏飞,石卫华.重症监护病房早期康复治疗的研究进展［J］.中国康复医学杂志,2015,30(04):411-414.

［2］李金玉,王春艳.重症监护病房获得性肌无力的研究进展［J］.现代医药卫生,2018,34(12):1841-1845.

［3］Hermans G, Van Mechelen H, Clerckx B, et al. Acute outcomes and 1-year mortality of intensive care unit-acquired weakness. A cohort study and propensity-matched analysis［J］. Am J Respir Crit Care Med, 2014, 190(4):410-420.

［4］Zorowitz R. ICU-acquired weakness:a rehabilitation perspective of diagnosis, treatment, and functional management［J］. Chest, 2016, 150(4):966-971.

［5］唐章,李福祥,朱忠立.ICU获得性衰弱研究进展［J］.西南国防医药,2018,28(02):198-200.

［6］Kramer CL. Intensive care unit-acquired weakness［J］. Neurol Clin, 2017, 35(4):723.

［7］Bierbrauer J, Koch S, Olbricht C, et al. Early type II fiber atrophy in intensive care unit patients with nonexcitable muscle membrane［J］. Crit Care Med, 2012, 40(2):647-650.

［8］Stevens RD, Marshall SA, Cornblath DR, et al. A framework for diagnosing and classifying intensive care unit-acquired weakness［J］. Crit Care Med, 2009, 37(10 suppl):S299-S308.

［9］Mehrholz J, Thomas S, Burridge JH, et al. Fitness and mobility training in patients with Intensive Care Unit-acquired muscle weakness(FITonICU):study protocol for a randomised controlled trial［J］. Trials, 2016, 17(1):559.

［10］李大亮,黄雪敏,岑树坤,等.早期康复治疗对老年重症肺炎机械通气患者并发症及预后的影响［J］.中国呼吸与危重监护杂志,2018,(01):46-50.

［11］倪莹莹,王首红,宋为群,等.神经重症康复中国专家共识(下)［J］.中国康复医学杂志,2018,33(03):264-268.

［12］张霞,郝巍巍,郑喜兰,等.强化胰岛素治疗对ICU获得性衰弱的干预效果Meta分析［J］.重庆医学,2016,45(11):1531-1533+1538.

［13］张冉,陈亚平.重症监护病房获得性衰弱的康复治疗进展［J］.中国康复医学杂志,2017,32(04):478-481.

［14］Avelino C. Verceles, Chris L. Wells, John D, et al. A multimodal rehabilitation program for patients with ICU acquired weakness improves ventilator weaning and discharge home［J］. Journal of Critical Care, 2018, 47:204-210.

［15］Esther Witteveen, Juultje Sommers, Luuk Wieske. Diagnostic accuracy of quantitative neuromuscular ultrasound for the diagnosis of intensive care unit-acquired weakness:a cross-sectional observational study［J］. Intensive Care, 2017, 7:40.

［16］张圣宇,张兆波.重症监护病房获得性肌无力的评估与早期康复干预［J］.中国康复医学杂志,2017,32(05):603-606.

［17］毛晶,吴建贤,张金牛,等.机械通气患者早期运动康复研究进展［J］.中华全科医学,2018,16(09):1545-1549.

［18］Jolley SE, Bunnell AE, Hough CL. ICU-Acquired Weakness［J］. Chest, 2016, 150（5）: 1129-1140.

［19］黄运强. 中西医结合抢救 38 例重症肌无力危象临床分析［J］. 中国医药科学, 2014, 4（4）: 195-196+202.

［20］Hassan Farhan, Ingrid Moreno-Duarte, Nicola Latronico, et al. Acquired Muscle Weakness in the Surgical Intensive Care Unit: Nosology, Epidemiology, Diagnosis, and Prevention［J］. Anesthesiology, 2016, 124（1）: 207-234.

［21］Burns JR, Jones FL. Early ambulation of patients requiring ventilatory assistance［J］. Chest, 1975, 68（4）: 608.

［22］A ksson WH. Effects of immobilization on joints［J］. ClinOrthop, 1987, 219: 29-32.

［23］Frank C. Physiology and therapeutic value of passive joint motion［J］. ClinOrthop, 1984, 185: 113-117.

［24］吴毅, 范振华, 屠丹云, 等. 制动对兔膝关节韧带力学特性和形态学的影响［J］. 中国运动医学杂志, 1992, 1: 1-5+63.

［25］Clavet H, Hebert PC, Fergusson D, et al. Joint contracture following prolonged stay in the intensive care unit［J］. CMAJ, 2008, 178（6）: 691-697.

［26］Lake DA. Neuromuscular electrical stimulation: an overview and its application in the treatment of sports injuries［J］. Sports Ed, 1992, 13: 320-336.

［27］Misak CJ. ICU-acquired weakness: obstacles and interventions for rehabilitation［J］. Am J Respir Crit Care Med, 2011, 183（7）: 845-856.

［28］Bailey P, Thomsen GE, Spuhler VJ, et al. Early activity is feasible and safe in respiratory failure patients［J］. Crit Care Med, 2007, 35（1）: 139-145.

［29］周士枋, 范振华. 实用康复医学（修订版）［M］. 南京: 东南大学出版社, 1998.

［30］Adler, Susan S, Beckers, et al. PNF in Practice: An Illustrated Guide［M］. 3rd ed. Switzerland: Springer, 2008.

［31］胡惠娟, 魏红云, 徐杰, 等. 早期活动干预对 ICU-AW 患者的影响［J］. 护理研究, 2014, 28（9）: 3378-3379.

［32］Yosef-Brauner O, Adi N, Ben Shahar T, et al. Effect of physical therapy on muscle strength, respiratory muscles and functional parameters in patients with intensive care unit-acquired weakness［J］. Clin Respir J, 2015, 9（1）: 1-6.

［33］Clavet H, Hebert PC, Fergusson D, et al. Joint contracture following prolonged stay in the intensive care unit［J］. CMAJ, 2008, 178（6）: 691-697.

［34］Gerovasili V, Stefanidis K, Vitzilaios K, et al. Electrical muscle stimulation preserves the muscle mass of critically ill patients: a randomized study［J］. Crit Care, 2009, 13（5）: R161.

［35］Kho ME, Truong AD, Brower RG, et al. Neuromuscular electrical stimulation for intensive care unit-acquired weakness: protocol and methodological implications for a randomized, sham-controlled, phase II trial［J］. Phys Ther, 2012, 92（12）: 1564-1579.

［36］Maffiuletti NA, Roig M, Karatzanos E, et al. Neuromuscular electrical stimulation for preventing skeletal-muscle weakness and wasting in critically ill patients: a systematic review［J］. BMC Med, 2013, 11: 137.

［37］CB Kancir, PK Korsgaard. Activities of daily living（Barthel Index）at discharge from the intensive care unit

［J］. Critical Care, 2010, 14（1）: 439.

［38］ Schweickert WD, Pohlman MC, Pohlman AS, et al. Early Physical and Occupational Therapy in Mechanically Ventilated, Critically 111 Patients: A Randomised Controlled Trial［J］. Lancet, 2009, 373（9678）: 1874-1882.

第六章

重症相关营养问题康复指南

第一节 概 述

营养不良是重症患者普遍存在的临床现象,并成为一独立因素影响重症患者的预后。近年来,医学科学虽有了长足进步,但住院重症患者营养不良的发生率未见下降,而这种营养不良(特别是低蛋白性营养不良)不仅增加了住院患者的病死率,并且显著增加了平均住院时间和医疗费用的支出。随着我国医疗卫生水平的不断提高,大多数危重症患者普遍采用的营养支持已越来越受到临床医师的重视。采用充足的能量补给,将会使危重症患者赢得进一步治疗的时间及脏器功能恢复的机会,并配合观察血糖、电解质、血脂以及肝功能的变化,帮助患者加快恢复,缩短危险期并提高患者住院期间的生活质量。

一、名词术语

1. 医学营养治疗(medical nutrition therapy) 包括口服营养补充剂、肠内营养和肠外营养。传统上将后两者称为"人工营养",但这一术语被医学营养疗法所取代。

2. 实际体重(actual body weight) 住院期间测得的体重,或者住院之前记录的体重。

3. 理想体重(ideal body weight) 根据身高估算的体重。计算方法:BMI= 体重(kg)÷ 身高的平方(m²);或按照体重(kg)=2.2×BMI+3.5×BMI×(身高 −1.5m)。

4. 校正后体重(adjusted body weight) 适用于肥胖人,计算公式:校正后体重 = 理想体重 +1/3 实际体重。

5. 低潮期(ebb phase) 超急性早期阶段,血流动力学不稳。

6. 高潮期(flow phase) 随后的代谢紊乱和分解代谢的延长或者缩短,之后的合成代谢增加。

急性期和急性后期是 Flow 时期的组成,急性期包括代谢紊乱、分解代谢急增的早期阶段和肌肉消耗、持续代谢紊乱的后期阶段。急性后期旨在改善和修复持续性炎症/分解代谢状态。

二、原因和分型

临床营养支持作为重症康复患者康复治疗的重要组成部分,应得到足够重视,需积极评定营养状态,充分查找原因,及时治疗,避免营养不良。导致营养不良的原因众多,包括:社会人口老龄化;重症患者生命延长伴随着病情复杂迁延;应激时期营养底物利用困难;严重的病理生理损害(意识、体力、消化器官功能)妨碍食物摄入;长期消耗;病理性肥胖患者的增多;入院时营养评定的忽视。

营养障碍/营养相关问题分成五种形式:①营养不足/营养缺乏(malnutrition/undernutrition),消瘦(相对身高体重不足)、发育迟缓(相对年龄身高不足)和体重不足(相对年龄体重不足);②肌少症(sarcopenia/frailty),以骨骼肌质量、容积、力量、耐受力、活动范围以及功能降低为主要特征的综合症候群；③体重过重 / 肥胖（overweight/obesity），体重是反映和衡量一个人健康的重要指标，是身体所有器官重量的总和，直接反映身体长期的热量平衡状态，可采用 BMI 进行测量。按照成人的体重分级与标准分级：BMI<18.5 为体重过轻，18.5≤BMI<24 为体重属于正常范围，24≤BMI<27.9 为体重超重，27.9≤BMI<30 为轻度肥胖，30≤BMI<35 为中度肥胖，BMI≥35 为重度肥胖。④微量元素异常（micronutrient abnormalities），包括微量营养素缺乏（缺乏重要的维生素和矿物质）或微量营养素过剩；⑤再喂养综合征（refeeding syndrome, RFS），是机体经过长期饥饿或营养不良，重新摄入营养物质后发生的以低磷血症为特征，电解质代谢紊乱及由此产生的一系列症状，通常在营养治疗后 3~4 天内发生。

重症病房中影响营养不良 / 营养障碍的危险因素有：①疾病导致的与炎症有关的营养不良 / 营养障碍，包括急性期 / 损伤导致的营养不良 / 营养障碍，慢性期伴有炎症的营养不良 / 营养障碍。②疾病导致，与炎症无关的营养不良 / 营养障碍。③吞咽障碍。

三、病理生理

重症康复患者多涉及神经损伤，神经重症患者多处于昏迷状态，无法主动进食，机体丧失营养较多，常伴有脱水、高钠、血浆渗透压升高，继而引发神经细胞内营养缺失，导致病情不断加重，特别是重型颅脑损伤患者处于高分解、高代谢状态，能量需求增加，蛋白质更新加快。研究显示，重型颅脑损伤患者 48 小时内开始肠内营养与患者生存率、GCS 评分改善及预后呈正相关。神经重症患者的营养不足可使并发症增加，呼吸机撤机困难、病情恶化、ICU 住院时间延长及病死率增加。因此，营养管理尤为重要。

影响重症康复营养因素很多，其中，主要表现为：意识严重障碍，不能进食；伤后应激反应，导致机体消耗增加，肌肉组织分解明显增加，负氮平衡等高代谢反应，相当于 20%~40% 的重度烧伤患者的反应强度；与此同时，出现如高血糖、急性胃肠道功能障碍（如胃动力减弱、急性胃黏膜病变等）等代谢紊乱。

重症康复患者早期的营养支持途径主要受制于以下因素：①患者昏迷、神志不清。临床医护人员担心不仅是患者不能自己进食的问题，更重的是患者自我保护气道的能力差；②脑损伤后贲门括约肌松弛，胃肠动力（蠕动）减弱，此时喂养会引起胃潴留，极易导致胃内容物反流，甚至误吸至气道。

（万春晓　尹　勇　包　译）

第二节　营养状况的评定

常规临床评定包括既往史、非故意性体重减轻或入病房前身体机能下降的报告，体格检查、身体成分和肌肉数量、肌力的常规评定。

一、病史与营养风险评定

营养风险是指患者已经存在的或潜在的，与营养因素相关、导致不良临床结局的风险，其与临床结局密切相关。

营养风险评定是临床营养支持首先面临的问题，也是制订营养支持方案的第一步。临床调查性研究表明,营养风险与住院患者的临床结局有关,只有存在营养风险的患者才能从营养支持中获益,确定获益人群等同于确定适应证。这一观念已经在国际营养支持指南中予以明确。

(一)针对患者营养状态与风险的评定

1. 年龄　不同年龄的代谢率、瘦体重(lean body mass, LBM)、营养基础以及营养需求均有所不同,高龄患者营养不足的耐受性更差,更容易发生营养不良,更应得到关注。

2. 营养病史　营养病史包括:近期(1~4 周)进食以及排便情况,是否患肿瘤或消化系统疾病,是否存在营养、代谢相关的慢性疾病等。

3. 疾病严重程度　疾病严重程度决定营养的需要与时机,病情严重者更能够从早期营养支持,特别是早期肠内营养支持中获益。

4. 特定的并存异常　如高血糖、慢性阻塞性肺病(chronic obstructive pulmonary disease, COPD)、心肝肾功能不全、是否接受肾脏替代治疗等,因为这些疾病往往影响着患者的营养状态。研究显示,对存在营养风险的胃、结直肠、肝胆胰肿瘤患者,给予营养支持可改善临床结局。

5. 体重及其变化　了解患者的体重和理想体重,需要计算 BMI,这不仅是判断营养状态所需,也是制订营养处方时的核心参数。

(二)营养风险评定

1. 单一评定指标

(1)人体体表组织或结构指标:如测量患者的身高和体重,以计算 BMI,或测量肱三头肌、肩胛下皮褶厚度。BMI 易受到患者性别、年龄、疾病严重情况等因素影响,该指标并不能准确反映出机体组织构成与功能损失的关系,并且难以反映机体近期及预测未来的营养状况变化。

(2)生化系列指标:①血浆蛋白,血浆蛋白起着营养储备功能,反映体内蛋白的营养状况,包括白蛋白、前白蛋白、转铁蛋白如血浆蛋白等;②淋巴细胞,可以参与机体体液免疫和细胞免疫;③氮平衡,计算机体摄入和排出的氮量,评价体内蛋白质的合成与分解是否处于平衡状态。氮平衡为摄入的氮等于排出的氮,表明体内蛋白质的合成与分解处于动态平衡;正氮平衡为摄入的氮大于排除的氮,表明体内蛋白质合成大于分解。负氮平衡为摄入的氮小于排出的氮,表明体内蛋白质的分解大于合成。

(3)膳食调查:调查期间患者每天摄入食物的品种、数量,然后分析饮食制度和餐次是否合理。膳食调查时间不少于 4 天。适用各种患者,缺点是内容复杂,不易掌握。

2. 复合性营养状况评定

(1)预后营养指数(prognosis nutritional index, PNI):1980 年由 Buzby 等人提出,用于评定手术危险性,以及预测术后并发症的发生率及病死率高低,若 PNI 值 >40%,该工具预测患者发生脓毒血症的敏感可达 89%。但 PNI 指标评定过程较为繁琐,临床较少应用。

(2)主观整体评定表(subjective global assessment, SGA):1987 年由 Detsky 等人提出,用于预测腹部大手术患者术后并发症发生率的高低,其敏感性达到 90%。不足之处在于所纳入指标未考虑到患者年龄因素及血清白蛋白水平。另外,评定全程更偏向于主观判断。根据患者最近的体重变化、食欲情况、胃肠道症状、功能异常、皮下组织和肌肉体积进行七分制评分,确认评分等级和患者的营养状况。

患者主观整体评定表(patient generated subjective global assessment, PG-SGA):由患者自

我评定部分及医务人员评定部分两部分组成。适用对象：恶性肿瘤患者。评定内容：体重、摄食情况、症状、活动和身体功能、疾病与营养需求的关系、代谢方面的需要、体格检查 7 个方面，前 4 个方面由患者自己评定，后 3 个方面由医务人员评定，总体评定包括定性评定及定量评定两种。临床研究提示，PG-SGA 是一种有效的肿瘤患者特异性营养状况评定工具。PG-SGA 共分为 5 部分，包括：①体重丢失评分；②疾病状态评分；③代谢应激评分；④体格检查部分评分；⑤PG-SGA 总体评定分级。各项评分标准见表 6-2-1~ 表 6-2-5。

表 6-2-1 体重丢失评分

1 个月体重丢失情况	评分	6 个月体重丢失情况
10%	4	20%
5%~9.9%	3	10%~19.9%
3%~4.9%	2	6%~9.9%
2%~2.9%	1	2%~5.9%
0%~1.9%	0	0%~1.9%
评分（急性 + 亚急性）		

体重丢失包括急性和亚急性两种情况，亚急性是指过去 1 个月体重丢失情况，只有在不能获得 1 个月体重丢失的情况下需要获取过去 6 个月体重丢失的情况。急性是指过去 2 周的体重丢失，在亚急性的基础上增加 1 分。如过去 2 周体重不变或增加不计分。

表 6-2-2 疾病状态评分

分类	计分	分类	计分
癌症	1	存在创伤	1
AIDS	1	年龄在 65 岁以上	1
肺源性或心源性恶病质	1	总分	
出现褥疮、开放伤口或瘘	1		

表 6-2-3 代谢应激评分

应激因素	没有（0 分）	轻度（1 分）	中度（2 分）	高度（3 分）
发热（℉）	没有发热	99<T<101	101≤T<102	T≥102
发热持续时间	没有发热	<72h	72h	>72h
激素	没有使用激素	低剂量 <10mg 强的松 /d	≥10mg, <30mg 强的松 /d	≥30mg 强的松 /d
总分				

代谢应激评分是评定各种已知的可增加蛋白质和热卡需要的因素。如一患者体温 >102℉（℉=℃ ×1.8+32）（3 分），长期使用强的松 10mg/d（2 分），这部分的评分为 5 分。

体格检查是对身体组成的 3 个方面的主观评价，包括脂肪、肌肉和液体状态。

表 6-2-4　体格检查部分评分

	没有异常	轻度异常	中度异常	严重异常
脂肪储存				
颊部脂肪垫	0	1+	2+	3+
三头肌皮褶厚度	0	1+	2+	3+
下肋脂肪厚度	0	1+	2+	3+
总体脂肪缺乏程度				
肌肉情况				
颞部（颞肌）	0	1+	2+	3+
锁骨部位（胸部三角肌）	0	1+	2+	3+
肩部（三角肌）	0	1+	2+	3+
骨间肌肉	0	1+	2+	3+
肩胛部（背阔肌、斜方肌、三角肌）	0	1+	2+	3+
大腿（四头肌）	0	1+	2+	3+
总体肌肉评分				
水分情况				
踝水肿	0	1+	2+	3+
胫骨水肿	0	1+	2+	3+
腹水	0	1+	2+	3+
总体水评分				

表 6-2-5　PG-SGA 总体评定分级

分级	类别	体重	营养摄入影响营养的症状	功能	体格检查
A级	营养良好	没有体重丢失或水潴留	没有障碍或近期明显改善没有或近期明显改善	没有障碍或近期明显改善	没有损害或有慢性损害近期明显改善
B级	轻度营养不良或可疑营养不良	1个月体重丢失5%（或6个月丢失10%）体重不稳定，不增加（如持续丢失）	摄入减少，有影响营养的症状存在	轻度功能障碍或近期功能恶化	有轻度到中度脂肪和/或肌肉组织丢失和/或肌肉张力下降

续表

分级	类别	体重	营养摄入影响营养的症状	功能	体格检查
C级	严重营养不良	a: 1个月体重丢失 >5%（或6个月丢失 >10%） b: 体重不稳定，不增加，（如持续丢失）	摄入严重减少，有影响营养的症状	严重功能障碍或近期功能明显恶化	有明显的营养不良症状（肌体组织严重丢失，可能有水肿）

总体 PG-SGA 评价（A、B 或 C 级）
A= 营养良好（大部分是 A，或明显改善）
B= 轻 - 中度营养不良
C= 重度营养不良（大部分是 C，明显的躯体症状）

营养分类建议：
0~1 分：目前不需营养支持，在未来治疗中常规再评定。
2~3 分：营养师、护士或其他医护人员依据症状调查与实验室检查，对患者及家属进行药物治疗指导。
4~8 分：需要营养师进行营养支持，根据症状调查表与护士或医师联系。
≥9 分：急切地需要改善不适应症和 / 或营养支持治疗。

（3）微型营养评定简表（mini nutritional assessment short forum，MNA-SF）：微型营养评定（mini nutritional assessment，MNA）于 1994 年公布，主要适用于老年人，既是筛选工具又是评定工具，不需要进一步的侵袭性检查，且与传统的人体营养评定方法有良好的线性相关性。不足在于有些项目的调查方法需要调查者经过训练才能获得。Rubenstein 等对 MNA 进行精简形成 MNA-SF，包括患者的 BMI 值、近期体重下降程度、急性疾病史、患者卧床情况、目前是否存在痴呆或抑郁状态及患者食欲 6 项评定指标。

（4）营养不良通用筛查工具（malnutrition universal screening tool，MUST）：2003 年，英国研究小组提出，MUST 有很好的一致性，灵敏度为 73.4%，特异度为 65.6%。且 MUST 调查需时短，所以应用 MUST 对住院患者进行营养状况评定简单、迅速而易行。

（5）营养风险评定表 2002（nutritional risk screening 2002，NRS 2002）：欧洲营养不良风险调查方法（NRS 2002）是欧洲肠外肠内营养学会（ESPEN）于 2002 年推出的住院患者营养评定指南（表 6-2-6）。评分内容包括疾病状态、营养状态和年龄。优点是完全适用率高，且操作简单，费时少。不足之处在于：对神志不清、无法站立、因严重胸水或腹水而导致 BMI 准确值无法获得的患者，此工具适用性不佳。

表 6-2-6 住院患者营养风险筛查表（NRS 2002）

项目	是	否	评分	评分标准
BMI				<18.5（3 分） 若严重胸腹水、水肿得不到准确 BMI 值时，用白蛋白替代（按 ESPEN 2006），即 <30g/L（3 分）
在最近 3 个月内是否有体重减轻?				体重下降 >5% 是在: 3 个月内（1 分）; 2 个月内（2 分）; 1 个月内（3 分）

续表

项目	是	否	评分	评分标准
在最近1周内有膳食摄入减少？				较从前减少： 25%~50%（1分） 50%~75%（2分） 75%~100%（3分）

注：小结得分取表中1个最高平均值，或以上项目均不符合评分标准者，小结得分为0分。

NRS 2002 列出了有文献支持的疾病诊断		否	是	评分
营养需要量轻度增加	髋骨骨折、慢性疾病有急性并发症、肝硬化、COPD、血液透析、糖尿病			1
营养需要量中度增加	腹部大手术、脑卒中、严重肺炎、血液恶性疾病			2
营养需要量重度增加	颅脑损伤、骨髓移植、ICU 住院患者（APACHE>10分）			3

注：

（1）对于符合上述列出项目的明确诊断者，则无需评价下表。

（2）对于不符合上述列出项目的明确诊断者，请参考下表标准，依照调查者的理解进行分析。

疾病程度严重	否	是	评分
轻度：慢性疾病患者因出现并发症而住院治疗。患者虚弱但不需卧床。蛋白质需要量略有增加，但可以通过口服和补充来弥补			1
中度：患者需要卧床，如大手术后，蛋白质需要量相应增加，但大多数人仍可以通过人工营养得到恢复			2
重度：患者在加强病房中靠机械通气支持，蛋白质需要量增加而且不能被肠外或肠内营养支持所弥补，但是通过肠外或肠内营养支持可使蛋白质分解和氮丢失明显减少			3

注：小结得分取表中相应的评分值；若以上项目均不符合疾病营养需要量程度者，小结得分为0分。

年龄评分

评分标准：年龄 <70 岁（0分）；年龄 >70 岁（1分）

营养风险总评分：　　分（营养状态受损评分＋疾病严重程度评分＋年龄评分）

结果判断：

（1）营养风险总评分≥3分：患者处于营养风险，制订一般性营养支持计划。

（2）营养风险总评分 <3分：每2周复查营养风险筛查。

二、康复医学科临床常用测量法

（一）测量法

测量法中主要依据对人体脂肪堆积的部位进行测量来评定患者的营养状况。

1. 上臂围　上臂围是指上臂中点的围长，是反映热能摄取情况的良好指标。测量时患者取站立位或坐位，呈放松状态，充分暴露左侧上肢，手臂自然下垂。测量者一般站于患者侧后方，使用软尺下缘平齐患者左臂后肩峰到尺骨鹰嘴连线中点，对该位置进行围度测量。上臂围标准值为男性 27.5cm，女性 25.8cm。测量结果达到标准值的 80%~90% 为轻度营养不良、60%~80% 为中度营养不良、小于 60% 为重度营养不良。

2. 三头肌皮褶厚度　测量三头肌皮褶厚度时,患者站立位或坐位,测试者站于患者侧后方,先找到肩峰到尺骨鹰嘴连线中点,在该点上方 2cm 处将患者皮肤及皮下组织提起,使用皮褶计测量其厚度。参考值为男性 12.5cm,女性 16.5cm。测量结果达到参考值的 90% 为正常、80%~90% 为轻度营养不良、60%~80% 为中度营养不良、小于 60% 为重度营养不良。

3. 上臂肌围　上臂肌围是体内蛋白质储存水平的间接指标。

$$上臂肌围 = 上臂围 - 3.14 \times 三头肌皮褶厚度$$

参考值为男性 25.3cm,女性 23.2cm。达到参考值的 90% 为正常、80%~90% 为轻度营养不良、60%~80% 为中度营养不良、小于 60% 为重度营养不良。

4. 握力测定　握力与临床结果的关联性在一定程度上支持了握力具有一定的临床价值。通过测量握力判断的肌无力,常常单独或与其他指标结合,用于描述营养状态或身体构成(例如肌肉质量)。按性别和 BMI 分层的握力已经和自然的减重以及其他变量一起被用来定义虚弱。握力不仅体现人体的整体力量,预测机体营养状况、肌肉质量、身体功能和健康状况,还可预测疾病死亡率、住院时间长短和身体功能等情况。因此握力应当被视为日常体检常用的一个重要指标。

（二）问卷法

临床工作中常用的问卷法包括住院患者营养风险筛查表(NRS 2002)和患者提供的主观整体营养状况评量表(scored patient-generated subjective global assessment, PG-SGA),NRS 2002 主要由医务工作者进行填写,而 PG-SGA 由患者填写。

三、重症患者能量消耗的测定

通过测量重症患者静息状态下的耗氧量推算能量消耗(energy expenditure, EE),机械通气的危重症患者使用间接热量测定法确定 EE。

重症康复患者病情具有复杂、多变等的特点,其机体物质代谢常处于紊乱失衡的状态。由于影响重症康复患者能消耗的因素比较复杂,患者昏迷程度、肌张力和肢体活动情况、各种穿刺操作、机械通气及镇静剂的使用,以及癫痫、感染等并发症的发生都可对能量代谢产生影响,临床上常采用 Harris-Benedict(HB)公式值乘以应激系数来计算患者的能量需求。根据公式计算的能量需求是相对固定的数值,而依据应激系数来反映各种复杂影响因素就十分困难。研究显示,HB 公式法不能精确到个体,容易造成大量的营养不足和营养过度,因此有学者质疑 HB 公式法指导营养支持的科学性。临床上,患者常因营养摄入不当导致营养状态、免疫状态、内环境等发生变化,进而导致蛋白质 - 热卡营养不良等多种代谢相关疾病。此外,过高的营养摄入并不能促进机体蛋白质的合成,相反,过量摄入营养物质可加重患者代谢紊乱情况。因此,维持机体能量平衡,避免过度喂养或营养不足导致的并发症是至关重要的。男性计算公式为: 66.5+13.8W+5H-6.8A;女性计算公式为:65.5+9.6W+1.9H-4.7A(BEE 单位为 kcal/d;W 为体质量,单位为 kg;H 为身高,单位为 cm;A 为患者年龄,单位为岁;1cal=4.186 8J)。

如果间接热量测定不可行,从呼吸机中得到 VCO_2 计算静息能量消耗(rest energy expenditure, REE, REE= $VCO_2 \times 8.19$)比方程准确,也可以从肺动脉导管得到 VO_2 计算。

如果不能使用热量测定法,肺动脉导管的 VO_2(氧气消耗)和呼吸机的 VCO_2(二氧化碳产生)估算 EE;在间接热量测定和 VCO_2 或 VO_2 测定都没有的情况下,采用简单的体重权重方程如 20~25kcal/（kg·d）（1kcal=4.186 8kJ）。

四、吞咽评定

重症康复患者吞咽障碍典型病理生理过程：吞咽困难、胃食管反流和误吸。吞咽困难是指食物等从口腔到胃的过程中发生的功能障碍。发生于气管插管拔管后的吞咽困难被称为拔管后吞咽困难（post-extubation dysphagia，PED）。胃食管反流是指胃内容物逆行至咽喉水平。误吸是指固体食物、液体或药片通过会厌进入气管。吞咽困难和胃食管反流均可引起误吸。感觉通路完整的患者发生吞咽障碍的症状和体征包括吞咽时疼痛、咳嗽、咽喉梗阻感、进食后声音嘶哑、反流感或者自气道内吸出食物或胃内容物。但并非所有吞咽障碍患者都有明显的症状和体征。Garon 等报道，在 ICU，超过 50% 的有误吸记录的患者表现为无症状的吞咽障碍，同时，在 ICU 诊断为吞咽障碍的患者中，只有约 1/3 的患者有明显症状。

进食及吞咽动作需要：①完整的皮层功能；②口服摄入；③舌推进与咽部挤压和喉部抬高；④喉部闭合和环咽肌松弛；⑤适当的食管功能。在这五个组成部分中，口咽功能是吸气保护的关键。吞咽障碍有许多可能合并症，可延长患者的住院时间，增加死亡风险。重症患者吞咽障碍发生率极高，早期评定、诊断及治疗可提高患者吞咽功能、改善营养状态、降低死亡率。

临床吞咽评定（clinical swallowing evaluation，CSE）称为非仪器评定（clinical non-instrumental evaluation）或床旁检查（bedside examination）。CSE 为所有确诊或疑似吞咽障碍患者治疗的必要组成部分。CSE 包括全面病史、口腔运动功能评定（或脑神经评定）和进食评定三部分。对于已确诊吞咽障碍的患者，CSE 有助于改进和更新吞咽障碍治疗计划，避免和减少潜在的病情恶化。对于疑似吞咽障碍的患者，CSE 有助于进一步确认是否存在吞咽障碍以及制订最适合的治疗措施，如进一步仪器评定、咨询其他医疗专家或者量身定做治疗方案等。CSE 是吞咽障碍诊断与治疗的基础，是评定患者吞咽障碍的核心部分。CSE 可通过主观评定、床旁沟通评定、脑神经评定及床旁进食评定等完成。

（万春晓　尹　勇　包　译）

第三节　营养治疗策略

一、基本营养成分

（一）宏量营养素

构成膳食的主要部分，提供能量及生长、维持生命活动所需要的必需营养素。碳水化合物、脂肪（包括必需脂肪酸）、蛋白质、无机盐和水均为宏量营养素。碳水化合物被分解为葡萄糖和其他的单糖；脂肪被分解为甘油三酯；蛋白质被分解为氨基酸系列。

对三大产生热量的物质来说，蛋白质占 15%~20%，脂肪占 20%~30%，碳水化合物占 55%~60%。

蛋白质/碳水化合物均产热 4kcal/g；脂肪产热 9kcal/g。乙醇通常不作为营养素，产热 7kcal/g（1kcal=4.186 8kJ）。碳水化合物和脂肪可节约组织蛋白质。

不同蛋白质的氨基酸组成差别很大。某种蛋白质的氨基酸组成与动物组织的类似程度决定了该蛋白质的生物价（biological value，BV）。鸡蛋蛋白的氨基酸组成与动物组织完全一样，其 BV 为 100。牛奶和肉中的动物蛋白生物价高（大约为 90），而谷类和蔬菜中的蛋白质 BV 低（大约为 40），某些蛋白质如明胶蛋白，由于缺乏色氨酸和缬氨酸，其 BV 为 0。膳食中不同蛋白质的互补性决定了该膳食的总 BV。蛋白质的每天摄取推荐量（RDA）是假定平均混合膳食的 BV 为 70。生物价只是评价蛋白质利用的单纯观点，有学者提出了蛋白质 / 碳水化合物比例系数法，该提法更符合客观。

必需氨基酸（essential amino acid，EAA）是蛋白质的组成成分，必须由膳食供给。在组成蛋白质的 20 种氨基酸中，有 9 种是必需的，即从膳食获得。EAA 需要量反映了蛋白质的不同需要量。

必需脂肪酸（EFA）的需要量相当于脂肪摄入量的 6%~10%（相当于 5~10g/d）。它们包括 ω-6 脂肪酸 - 亚油酸（顺式 - 十八碳 -9，12- 二烯酸）、花生四烯酸（顺式 - 二十碳 -5，8，11，14- 四烯酸）、ω-3 脂肪酸 - 亚麻酸（顺式 - 十八碳 -9，12，15- 三烯酸）、二十碳五烯酸（eicosapentaenoic acid，EPA）和二十二碳六烯酸（docosahexaenoic acid，DHA），必须由膳食供给：植物油提供亚油酸和亚麻酸，海洋鱼油也是提供 EPA 和 DHA 的原料。然而，某些 EFA 可由其他 EFA 合成。例如，机体能够从亚麻酸合成花生四烯酸。亚油酸可以部分地合成 EPA 和 DHA。许多廿碳烯酸类的形成，包括前列腺素、凝血噁烷、前列环素及白三烯等，需要 EFA。

膳食纤维属于不被吸收类碳水化合物，它以多种形式存在（如纤维素、半纤维素、果胶和树胶）。不同的膳食纤维成分以不同的方式起作用，这取决于其结构和溶解性。纤维可以改善胃肠道的运动，有助于预防便秘及憩室病的治疗。可溶性纤维含量高的食物可以减低餐后血糖的升高速度，有时是糖尿病控制措施的一部分。

宏量元素：钠、氯、钾、钙、磷、镁和硫。人每天的需要量以克计。

水也被认为是一种宏量营养素，因为每消耗 1kcal（1kcal=4.186 8kJ）能量需要 1ml 水，需要量大约 2 500ml/d。

（二）微量营养素

维生素和微量元素是微量营养素，维生素可分为水溶性和脂溶性两类。水溶性维生素是维生素 C（抗坏血酸）及 8 种 B 族维生素——硫胺素（维生素 B_1）、核黄素（维生素 B_2）、尼克酸、吡哆醇（维生素 B_6）、叶酸、钴胺素（维生素 B_{12}）、生物素和泛酸。脂溶性维生素包括视黄醇（维生素 A）、胆钙化醇和麦角钙化醇（维生素 D）、α- 生育酚（维生素 E）、叶绿醌和甲萘醌（维生素 K）。仅维生素 A、E 和 B_{12} 在体内的储存有意义。

必需微量元素包括铁、碘、氟、锌、铬、硒、镁、钼和铜。除氟和铬外，这些微量元素均与代谢所需的酶或激素结合。

（三）其他成分

人每天的膳食含有多达 10 万种化学物质，其中仅有 300 种能归为营养素，仅 45 种是必需营养素。

1. 自由基　机体氧化反应中产生的有害化合物，具有强氧化性，可损害机体的组织和细胞，进而引起慢性疾病及衰老效应。

2. 抗氧化剂　它是一类能帮助捕获并中和自由基，从而祛除自由基对人体损害的一类物质，如维生素 A、C、E、硒、锌、铜和锰等。

二、营养治疗时机

将营养治疗的时机选择、路径、热量/蛋白目标视为一个整体策略来决定治疗方案。在确定时间和路径的前提下,逐渐增加达到热量/蛋白目标。对于使用间接热量测定法的患者,推荐在度过急性疾病早期阶段后逐步实施等热量营养而不是低热量营养。在急性疾病早期阶段,推荐使用低热量营养(不超过 EE 的 70%),三天后所给予的热量需增加至所测 EE 值的 80%~100%。

三、营养治疗方式

包括经口进食、肠内营养(enteral nutrition, EN)、肠外营养(parenteral nutrition, PN)单用或者多种方式配合应用。

当重症患者胃肠功能尚可,可以口服营养补充剂(oral nutritional supplements, ONS),且 ONS 可以维持机体营养供给,营养支持方式首选 ONS;对于不能自主进食的危重症患者需要入院 48 小时内进行早期 EN(early enteral nutrition, EEN)优于 PN;如果不能经口或 EN,在 3~7 天内需进行 PN。在不能 EN 的重度营养不良患者中,需要早期、逐步增加 PN;危重症患者不能进行早期全 EN 和 PN,需限定在 3~7 天内,以防过度喂养。

当胃肠功能严重障碍时,如广泛小肠切除、小肠疾病、放射性肠炎、严重腹泻、顽固性呕吐、重症胰腺炎、严重分解代谢状态下患者(如颅脑外伤、严重创伤、严重烧伤等),在 5~7 天内无法利用其胃肠道的重症康复症患者,机体能量需求常以 PN 供给。

重症患者出现意识障碍、认知障碍、延髓麻痹、神经源性胃肠功能障碍、机械通气等而造成吞咽不能时,营养支持方式以 EN 为主。临床也可见 EN 供给不足(<总能量需求 60%)时,也常联合部分肠外营养(partial parenteral nutrition, PPN)支持治疗。

(一)肠内营养

EN 的消化和吸收过程能够增加胃肠道的血液供应,刺激内脏神经对消化道的支配和消化道激素的分泌,除为全身和胃肠道本身提供各种营养物质外,还能保护胃肠道的正常菌群和免疫系统。这些作用对维持肠黏膜屏障、胃肠道正常的结构和生理功能、减少细菌移位,以及预防肝内胆汁淤积均有重要意义。

尤其是当机体处于感染、创伤、烧伤、大出血等应激状态下,肠壁组织灌注下降,黏膜细胞缺血、坏死、黏膜萎缩变薄,通透性增高,加之肠蠕动减少等,使肠屏障功能严重受损,更易发生内毒素与细菌易位,增加肠源性感染与 MODS 的发生率。因此,在危重患者的营养支持中,EN 有着 PN 所不能取代的重要作用。早期的 EN 支持,可提供能量需要,降低炎症反应,维持肠黏膜完整,与 PN 相比,并发症的发生率低。

对于大多数的内科与外科重症康复症患者,尽管在启动肠内营养时,需要对胃肠道蠕动功能进行评定,但并不要求有明显的胃肠道收缩性,可静脉应用红霉素作为促胃肠动力治疗的首选方案。单独静脉应用胃复安或与红霉素联合应用,可作为促胃肠动力治疗的替代方案。对于大多数重症康复症患者,可以接受经胃肠内营养。

神经重症患者推荐 EN 使用营养泵,营养液容量由少到多,首日 500ml,以 50ml/h 肠内输注泵入,尽早(2~5 天)将营养液量逐渐加至 80~100ml/h,1 000~1 500ml/d 给予输注,持续给予白水鼻饲泵入的患者可与营养液一同泵入,总量不宜 >150ml/h,大体质量男性患者可适当减少能量供给。

1. 肠内营养喂养方式

（1）鼻胃管：应作为初始肠内营养支持治疗的标准途径。使用持续肠内营养,避免单次大量输注。给予肠内营养前,需要进行鼻胃管的放置与维护。目前导管材质、管径大小、长度等有了较好的改善,建议成人选用聚氨酯或硅胶小口径材质的14号胃管,延长鼻胃管置入长度,保证胃管末端达到目标区域,或者采用从眉心到脐的距离决定胃管置入的深度,并通过X线方法判断胃管在胃内。当患者出现不耐受胃管喂养或反流误吸高风险时,选用盲插鼻肠管进行喂养。

（2）经鼻空肠置管喂养：应用特点与上述基本相同,优点在于因导管通过幽门进入十二指肠或空肠,使反流与误吸的发生率降低。但要求营养液的渗透压不宜过高,滴注速度较均匀,且不宜过快,尤其在喂养的开始阶段。

（3）经胃/空肠造口喂养：通过手术方式行胃或空肠造口置入营养管。适用于需要较长时间肠内营养的患者。其优点在于：导管可长时间放置；去除了鼻管,减少了鼻咽与上呼吸道的感染性并发症,并减少了患者心理上的负担,行动方便；降低了反流与误吸的发生率,这是肠内营养的主要并发症；在喂养的同时可行胃肠减压,尤其适合于危重患者及某些特殊需要的患者,如食管瘘、十二指肠瘘、胰腺炎等；患者可同时经口进食。

2. 肠内营养选择的时机　根据专家共识,建议对于血流动力学受影响或者不稳定的患者,暂停肠内营养,直到患者充分复苏或者稳定。对于处于血管活性药物撤除过程中的重症康复症患者,启动或者再启动肠内营养需要谨慎。

（1）需早期肠内营养的情况：①接受体外膜氧合（extracorporeal membrane oxygenation,ECMO）治疗的患者；②创伤性脑损伤的患者；③脑卒中（缺血性或出血性）患者；④脊髓损伤患者；⑤重症急性胰腺炎患者；⑥胃肠道术后患者；⑦腹主动脉术后患者；⑧无胃肠道损伤的腹部创伤患者；⑨接受神经-肌肉阻滞剂治疗的患者；⑩俯卧位患者；⑪腹腔开放的患者；⑫无论是否存在肠鸣音的腹泻患者,除非怀疑其存在肠道缺血或梗阻。

（2）需应用低剂量肠内营养情况：①对于接受低温治疗的患者需使用低剂量肠内营养,在复温后逐渐加量；②对于存在腹腔高压但无腹腔间隔室综合征的患者需使用低剂量肠内营养；当肠内营养过程中出现腹内压水平持续增高时,需暂时减量或停止肠内营养；③对于合并急性肝功能衰竭的患者,在急性的危及生命的代谢紊乱得到控制时（经/未经肝脏支持治疗）,需使用低剂量肠内营养（与肝性脑病程度无关）。

（3）需延迟启动肠内营养的情况：①在休克未得到有效控制,血流动力学及组织灌注未达到目标时,推迟肠内营养时间；在使用液体复苏或血管活性药物控制休克情况后,需尽早使用低剂量肠内营养,此时需警惕是否存在肠道缺血表现；②存在危及生命的低氧血症、高碳酸血症或酸中毒时,推迟肠内营养时间；在稳定性低氧血症以及代偿性或允许性高碳酸血症及酸中毒时,可开始肠内营养；③存在活动性上消化道出血的患者需推迟肠内营养时间；在出血停止后或无症状表明存在再出血时,可开始肠内营养；④存在明显肠道缺血的患者需推迟肠内营养时间；⑤肠瘘引流量大,且无法建立达到瘘口远端的营养途径时,需推迟肠内营养时间；⑥存在腹腔间隔室综合征的患者需推迟肠内营养时间；⑦胃内抽吸量大于500ml/6h 时,需推迟肠内营养时间。

对于存在未修复的吻合口瘘、内瘘或外瘘患者,营养管需放置于瘘口远端以实施肠内营养支持治疗,如营养管无法放置于瘘口远端,应停止肠内营养支持治疗,考虑予以肠外营养支持治疗。对于存在引流量较大的吻合口或瘘的患者,需充分评定食糜再输注或肠内灌注的合理性,方可谨慎实施。

对于颅脑外伤患者,早期接受肠内营养支持治疗优于早期肠外营养支持治疗。对于肥胖患者,可应用等热卡高蛋白膳食,最好以间接测热法结果及尿素氮减少值为指导。对于肥胖患者,能量摄入可根据间接测热法进行调整。蛋白质补充量需根据尿素氮减少值或去脂体重(通过CT或其他工具测定)进行调整。若无法进行间接测热法,热量摄入可根据"校正体重"进行调整。若无法取得尿素氮减少值或去脂体重结果,蛋白摄入量可予1.3g/(kg·d)(校正体重)。

肠内营养结束时机:重症康复患者随病情逐渐恢复。当患者GCS评分≥12分时,可进行洼田饮水试验,评定为1~2级时,可开始经口进食;当经口进食充足,方可拔除鼻胃管。

3. 肠内营养选择量 对于能量需求值已知(采用间接测热法或预测公式计算获得)的重症康复患者,建议在急性疾病早期之后应用等热卡营养支持治疗。

急性疾病早期,推荐应用低热卡营养支持治疗(不超过能量消耗的70%)。入院3天后,热量摄入可增加至所测能量消耗的80%~100%。对于采用预测公式计算所需能量的患者,建议在入住重症康复的第1周内应用低热卡营养支持治疗(低于所需能量的70%)。

对于营养风险低,基础营养状态正常以及疾病严重程度轻,同时无法保证自主摄食的患者,7天以内不需要特殊的营养治疗。

对于急性呼吸窘迫综合征、急性肺损伤或者预计机械通气时间在72小时以上的患者,既可以通过肠内进行营养性喂养也可以进行全营养,因为两者在入院1周内对患者结局的影响是相同的。

对于营养高风险或者严重营养不良的患者应在监测再喂养综合征与耐受的情况下,尽早在24~48小时内达到预期量。在48~72小时内达到需要尽量到达目标热卡以及蛋白量的80%以上,这样才能在入院1周内实现肠内营养的临床效益。

4. 肠内营养营养组分的选择 在重症康复启动肠内营养时,使用标准的局和配方。我们建议在内科重症康复中避免常规使用特殊配方,在外科重症康复中避免常规使用疾病特异的配方。

建议提供足够的蛋白摄入。蛋白需求可以根据1.2~2.0g/kg(实际体重)提供,对于烧伤或者多发伤患者可能还要更高。建议对于持续腹泻、怀疑吸收不良、肠道局部缺血或者对纤维素无反应的患者,可以考虑使用短肽制剂。

免疫调节的肠内配方(精氨酸、二十碳五烯酸、二十二碳六烯酸、谷氨酸盐以及核苷酸)在内科重症康复中不应该常规使用。对于创伤性颅脑损伤以及外科重症康复中围手术期患者可以考虑以上配方(证据质量很低)。目前在急性呼吸窘迫综合(ARDS)以及严重急性肺损伤(ALI)患者中尚不能做出常规使用抗炎脂肪乳剂(例如omega-3,琉璃苣油)以及抗氧化制剂(证据质量低至很低)的推荐。

在成人重症康复患者不常规预防性使用商业性的混合纤维素配方用于促进肠道功能或者预防腹泻(证据质量低)。建议对有证据证明持续存在腹泻的患者,可以考虑使用商业化的含有纤维素的混合配方。建议对于肠道缺血高风险或者存在严重肠道运动功能障碍的患者,避免使用可溶性以及不可溶性纤维素。

建议只选择性的在已经证实益生菌安全同时可获益的一些内科以及外科患者中使用益生菌种以及菌株。

对于需要特殊营养治疗的重症康复患者,可以联合使用抗氧化维生素以及微量元素,剂量可以参考报道的重症康复患者中的安全剂量范围。

在重症康复患者的肠内营养制剂中不常规添加谷氨酸盐。对于烧伤面>20%体表面积的患者,建议肠内营养启动时即补充谷氨酰胺[0.3~0.5g/(kg·d)],并连续使用10~15天。对于重症创伤患者,肠内营养前5天可经肠道补充谷氨酰胺[0.2~0.3g/(kg·d)]。在复杂伤口的愈合期间,谷氨酰胺使用时间可适当延长至10~15天。除烧伤和创伤患者外,不建议对其他重症康复患者额外补充谷氨酰胺。

避免单次应用大剂量富含ω-3配方的肠内营养制品。可应用不超过营养剂量的富含ω-3脂肪酸的肠内营养制品。不推荐常规应用大剂量富含ω-3配方的肠内营养制品。

5. 肠内营养给予方式　不同方法的选择取决于各种肠内营养制品的特性、患者胃肠功能状态及营养管顶端所处的位置。

(1)一次性投给(bolus feeding):用注射器将配好的肠内营养食品于10分钟内注入。这种喂养方式引起的并发症较多,如恶心、腹痛、呕吐。

(2)间歇性喂养(intermittent feeding):分次给予肠内营养食品,常常是重力滴注,每次30~40分钟,间隔3~4小时给一次。这种喂养方式造成的并发症比一次性喂养时少。

一次性投给与间歇滴注仅用于肠内营养胃内置管者,且胃肠功能较好。

(3)连续滴注(continuous feeding):通常借助肠内营养泵于20~24小时连续性滴注。多数患者对这种方式耐受较好,危重患者尤其是放置空肠喂养者常用此方法行肠内营养。

(4)循环滴注(cyclic feeding):通常也需要在输液泵的控制下,于规定的一段时间内持续泵入。输注时间多于夜间,以利于患者白天能够活动和作为口服饮食的补充。这一方法可用于恢复期接受肠内营养治疗的危重患者。

在开始接受肠内营养时,应将营养液的浓度稀释1/4~1/2,在某些危重患者,则可能从温开水或盐水开始,逐渐增加浓度。最高要素饮食浓度一般为25%。此外,开始阶段应以缓慢速度滴注,如25ml/h开始,如耐受良好,可适量增加,如50ml/h+80ml/h+100ml/h,6~24小时后,根据患者对开始阶段或前一阶段肠内营养液输注的耐受情况,逐渐增加输注的速度与浓度。

6. 肠内营养耐受性进行评定　建议每天进行,避免不合理的暂停肠内营养。建议进行诊断性试验或者操作,需要进食时,尽量缩短这段时间,以限制肠梗阻的加重以及防止营养摄取量的不足。建议不把胃残留量(gastric residual volume, GRV)作为肠内营养的常规检测项目。应当避免对于GRV<500ml,而没有其他不耐受体征的患者使用肠内营养。

(二)肠外营养

1. 肠外营养的时机　对于肠内营养不耐受者,需先尽可能地采取相关策略予以改善,如无效方可考虑启动肠外营养;对于低营养风险患者(例如NRS 2 002≤3或者NUTRIC评分≤5),在入重症康复病房7天内如果无法保证自主进食同时早期肠内营养不可行,需要使用肠外营养;对于高营养风险患者(例如NRS 2 002≥5或者NUTRIC≥6),或者严重的营养不良患者,在入重症康复后,如果无法实施肠内营养,建议尽早启动肠外营养。

无论是高营养风险还是低营养风险患者,如果7~10天后通过肠内途径无法满足患者60%以上的能力和蛋白质需求,则需要补充肠外营养。在重症康复患者中,肠内营养无法改善结局同时可能对患者不利的,可以在7~10天内启动肠外营养。

2. 肠外营养的适应证和禁忌证　主要适用于胃肠道营养功能障碍,包括:①严重营养不良的患者;②严重腹泻、顽固呕吐、肠道切除等导致的无法摄食或不能通过消化道吸收营养物质的患者；③接受大剂量化疗、放疗的患者；④胃肠道梗阻的患者；⑤高分解代谢状态，短期内无法经胃肠道吸收营养者；

肠外营养的禁忌证：①出、凝血功能障碍；②休克；③血流动力学不稳定或严重的水、电解质、酸碱平衡失调；④需急诊手术的患者；⑤临终或不可逆的昏迷状态；⑥胃肠功能正常或有肠外营养适应证者。

3. **肠外营养营养组分选择** 肠外营养制剂既有普通输液制剂的一些共同特点，但又不同于普通输液制剂，比普通输液制剂有更高的质量要求。其具体质量要求和特征如下：①pH 值应调整在人体血液缓冲能力范围内，血液的 pH 值约为 7.4；②适当的渗透压，血浆渗透压 280~320mmol/l；③必须无菌、无热源；④微粒异物不能超过规定，微粒最大直径应不超过 10mm；⑤无毒性，某些输液如水解蛋白质，要求不能含有引起过敏反应的异型蛋白质；⑥相容性、稳定性良好；⑦使用方便、安全。

建议肠外营养的功效达到最大化，同时减少肠外营养相关的风险。当合适的人群（营养高风险患者或者严重营养不良的患者）需要肠外营养时，刚入重症康复病房 1 周的患者可以使用容许性低热量［PN≤20kcal/（kg·d）或者预计热量需求的 80%（1kcal=4.186 8kJ）］，同时供应充足的蛋白质［≥1.2g/（kg·d）］；在重症康复症患者开始使用肠外营养的 1 周内，建议葡萄糖（肠外营养）或碳水化合物（肠内营养）的补充量不超过 5mg/（kg·min）；不用或者限制豆油类静脉用脂肪乳剂，如果存在必须脂肪酸的缺乏，最多补充 100g/周，分 2 次补充（证据质量很低），其他静脉用脂肪乳剂（中链脂肪酸、橄榄油、混合油），较豆油类脂肪乳剂可能对结局有益，静脉脂质补充量（包含非营养性脂质成分）不应超过 1.5g/（kg·d），并且需根据患者的个体耐受情况调节；对于病情复杂且不稳定的重症康复患者，特别是出现肝衰竭和肾衰竭时，严禁静脉应用谷氨酰胺双肽；对于接受肠外营养支持治疗的患者，可在肠外营养液中添加富含 EPA 和 DHA 的脂肪乳制剂［相当于鱼油脂肪乳 0.1~0.2g/（kg·d）］；为确保底物代谢，建议在肠外营养中添加微量营养素（如微量元素和维生素）；在无证据表明抗氧化剂缺乏时，不建议单独应用大剂量抗氧化剂，对于化验提示维生素 D 缺乏（25-OH- 维生素 D 血清含量 <12.5ng/ml 或 50nmol/L）的重症康复患者，可考虑在入院 1 周内补充大剂量维生素 D_3（单次应用 50 万 IU）。

4. **肠外营养的输注途径** 根据患者的静脉解剖条件、血管穿刺史、凝血状态、预期肠外营养时间、护理环境等，选择中心静脉或外周静脉穿刺插管。

5. **肠外营养结束时机** 肠外营养支持是合并肠功能障碍患者治疗的重要组成部分。近年来，随着对肠外营养了解的深入，特别是对"过度喂养"危害的认识，实施肠外营养的安全有效性大大提高，成为任何原因导致胃肠道不能使用的 ICU 患者的营养支持方式。胃肠道仅能接受部分营养物质补充的重症患者均可采用部分肠内营养与部分肠外营养相结合的联合营养支持方式。其目的在于支持肠功能。一旦患者胃肠道可以安全使用，则逐渐减少直至停止肠外营养支持，联合肠道喂养或开始经口摄食。

当存在以下情况时，不宜给予肠外营养支持：早期复苏阶段，血流动力学尚未稳定或存在严重水、电解质与酸碱失衡；严重肝功能衰竭，肝性脑病；急性肾功能衰竭时存在严重氮质血症；严重高血糖尚未控制；一旦患者胃肠道可以安全使用，则应逐渐向肠内营养或口服饮食过渡。

四、并发症合并症的预防和处置

（一）肠内营养并发症的预防和处置

1. 胃肠道并发症的预防和处置　重症康复患者肠内营养过程中，并发症发生率较高，尤其是便秘、胃潴留、腹泻、应激性消化道出血等，主要与患者原发病有关，尤其是神经康复的患者，脑损伤后可累及到延髓、迷走神经、下丘脑以及后循环等，直接造成胃肠调控中枢障碍、应激性损伤等并发症。

（1）腹泻预防和处置：神经重症患者一旦出现腹泻，不仅会导致吸收障碍，同时会引起失禁性皮炎。为了预防腹泻，需要从患者的相关并发症、抗生素使用、营养制剂的渗透压以及减少污染等多个环节进行治疗。需注意肠内营养过程中的无菌操作，营养制剂现配现用，缩短禁食时限，使用含膳食纤维营养制剂以及益生菌，改善喂养过程的护理细节等多个环节。重症康复患者可以采用室温下恒温给予营养液，不仅减少腹泻发生，同时可避免加温器带来的危险。为此，尽早查找腹泻原因，不要轻易停止或推迟给予肠内营养是重症康复患者有效达到营养目标值的关键。

（2）应激性消化道出血的预防和处置：根据出血量的多少给予不同方案肠内营养支持。对于有活动性大出血者，肠内营养需要延迟，一旦出血指征消失，需要立即持续给予。

（3）腹胀的预防和处置：给予肛管排气、胃肠减压等措施，但出现格拉斯哥昏迷评分（GCS）<8分，机械通气与腹胀明显时需监测腹内压，由于腹内压增高导致病情变化，则需延迟或暂停给予肠内营养。

（4）喂养不耐受的处置：肠内营养期间存在着胃食管反流、胃排空延迟、排便延迟等现象。肠内营养期间，需观察胃残留量，注意肠内营养的输注速度和温度，以静脉应用的红霉素作为一线促动力药，也可以应用甲氧氯普胺（胃复安）或者红霉素和甲氧氯普胺联合使用作为胃促药。酌情使用针灸、理疗、运动方法。

2. 机械性并发症的预防　包括因导管过粗、材料较硬等造成的咽部刺激和黏膜损伤、营养管堵塞以及导管异位。在导管选择上应注意其管径不宜太粗，直径 0.3~0.5cm 一般可以满足需要，片剂药物应尽量研碎，并充分溶解后注入，注入后用水冲洗导管以确保无堵塞，对于溶解后成糊状或胶冻样的药品避免使用。

3. 呼吸道并发症的预防　误吸与肺部感染，多发生于昏迷、导管位置及胃排空不良时，尤其是在接受了食管、胃手术使解剖结构发生改变后。在进行肠内营养时，床头抬高30°以上，调整导管位置使其尖端通过幽门，最好达到 Trietz 韧带以下，适当采取空肠置管，并避免采用分次注射或滴注的方式，可以应用经皮胃造瘘。

对于吞咽障碍的患者，需要了解患者的病情，综合分析后确定患者是否能够进行进食评定，判断患者是否存在吞咽障碍及吞咽障碍程度，吞咽是否安全，是否存在误吸风险，营养是否足够，水和食物是否都能满足基本需求，影响其吞咽能力的关键因素是哪些，预后如何。给出患者吞咽障碍的大致诊断。确定吞咽障碍程度的关键因素是进食安全性、误吸和 / 或窒息的危险程度。给予患者合理进食方式、食物性状等建议，可以采用早期吞咽训练及口腔护理。

（二）肠外营养的并发症

1. 静脉穿刺置管的并发症和预防

（1）气胸：气胸是常见的静脉穿刺置管并发症。一旦出现气胸症状，患者表现为呼吸困难加重、胸闷、胸痛等,应及时处理。若穿刺回抽出气体,提示可能穿破胸膜腔或肺组织,应立即拔出针头,并密切观察有无气胸的症状和体征,予半卧位、吸氧,监测生命体征,并行胸片检查。若气胸量少,可让其自行吸收;若大量气胸,应穿刺抽气,必要时行胸腔闭式引流。

（2）血管损伤:如果在患者同一部位反复多次穿刺,很容易造成静脉损伤,导致血管局部出血,严重者可形成血肿,该情况下需要及时拔出针管并做局部按压缓解。锁骨下静脉穿刺,当术者误穿动脉时,因动脉血压力较高,多数情况下发生动脉血液倒流,应立即拔除穿刺针,局部压迫,可选择同时压迫穿刺点和锁骨上窝,该法更易止血,且血肿形成较小。

（3）胸导管损伤:胸导管损伤多发生于左侧锁骨下静脉穿刺。临床表现为出现透明的淋巴液体渗出,应立即拔除针管,改成周围静脉,防止损伤恶化。

（4）空气栓塞:静脉注射时,如果有大量空气进入会使患者立即死亡,因此进行锁骨下静脉穿刺治疗时,患者要平卧,屏气,置管完成之后要立即连接输液管道,加强连接的牢固性。如果有空气进入导管,要立即将患者呈左侧卧,防止空气栓塞形成。

（5）导管移位:导管移位的临床表现为输液速度变慢,患者感觉胸部不适、憋闷、呼吸困难等,可以通过 X 线检查确定导管位置,及时做相应措施。导管移位会使患者的局部组织短时间内肿胀,如果发生导管移位的现象,应立即停止液体输注并进行拔管和重置处理。

（6）血栓性浅静脉炎:发生于经外周静脉输注营养液时,局部组织的静脉出现条状红肿、发硬,少数患者会出现发烧状况,建议湿热敷,更换管路部位,外涂可经皮吸收的具有抗凝、消炎作用的软膏。

2. 代谢性肠外营养并发症　代谢性并发症的致病因素则为补充不足、肠外营养物质本身选用不合理等。

（1）糖代谢紊乱:糖代谢紊乱主要是指血糖升高,又超出正常指标的现象,糖代谢紊乱的临床表现为脱水严重、尿量增大、电解质紊乱,严重者甚至昏迷不醒。检测血糖确认后,立即停止含有大量糖的静脉注射,如葡萄糖溶液等,同时输入低渗或等渗氯化钠溶液,添加胰岛素,逐步降低患者血糖;低糖性休克,即患者四肢冰冷、面色苍白、脉搏跳动加快,测定血糖确定低血糖后,向患者注射葡萄糖溶液。故肠外营养支持时,葡萄糖的输入速度应小于 5mg/(kg·min)。

（2）脂肪代谢紊乱:脂肪代谢紊乱的主要临床表现为消化道溃疡发作、高热不退、肌肉酸痛、肝脾肿大、血小板减少等,如果出现脂肪代谢紊乱的现象,要立即停止注射脂肪乳剂。通常,250ml 的 20% 脂肪乳剂需输注 4~5 小时。

3. 感染性肠外营养并发症　长期深静脉置管和禁食、TPN,易引起导管性和肠源性感染,需及时去除感染源,规范进行抗感染治疗。

五、康复治疗和护理

（一）多学科团队合作

重症康复患者常常有多系统多器官的病变,病情危重且错综复杂,需要多科室通力合作。为了能针对患者疾病和身体状况制订最合理的诊疗方案、最优化的治疗流程,以解决临床疑难病例的诊疗问题,特制定本协作和支持机制。

（二）体位管理

鼻饲时床头均应抬高 30°~45°,取左侧卧位,保持 30~60cm,可以有效降低胃内容物从胃向食管反流的概率,还能使口咽部的分泌物向咽部聚集,刺激患者吞咽,从而降低口咽部发生感染的概率。

合并吞咽功能障碍的患者,口腔内分泌物极易发生积聚,一旦变换体位,容易导致食物反流、误吸、呛咳等症状,因此,鼻饲后持续抬高床头,并保持 30~60 分钟。

鼻饲后 30 分钟尽量不进行拍背、翻身、吸痰等刺激性护理操作,保持呼吸道通畅,减少咽喉部刺激,以免胃内压升高引起食物反流。

观察患者面色及有无呕吐、腹泻等情况。一旦发生误吸、呛咳、呼吸困难等症状,立即取右侧卧位,头部放低,吸出气道内的反流液,并回抽胃内容物,防止进一步反流。

(三)体重的管理

对于体重下降,尤其是瘦体重(骨骼肌)减少为主要表现的 ICU 患者及出院的患者,及时补充蛋白质和能量是改善临床结局的重要措施。

(四)吞咽管理

促进吞咽功能恢复,通过改善生理功能来提高吞咽的安全性和有效性,如提高肌肉收缩力、速率和协调能力,以达到安全有效的吞咽。专家推荐使用的训练与治疗手段包括:口腔感觉训练、口腔运动训练、气道保护方法、低频电刺激、表面肌电生物反馈训练、球囊扩张术、针刺治疗、通气吞咽说话瓣膜的应用等。

采用代偿法,用一定的方式代偿口咽功能,改善食团摄入,而并不会改变潜在的吞咽生理的治疗技术。专家们认为下列代偿技术应优先推荐:食物调整,液体稠度、食物质地、一口量的调整,吞咽姿势的调整、饮食工具的调整以及环境改造等方式,另外对经康复治疗或代偿无效的严重的吞咽障碍以及误吸,可采取外科手术矫治。

(五)认知训练

重型颅脑损伤是临床常见疾病之一,受伤后机体处于高代谢状态,会耗费大量的能量和蛋白质。然而,ICU 重型颅脑损伤患者存在不同程度的意识障碍,会影响其正常进食,诱发营养不良。

(六)运动训练

肌肉是人体内最大的蛋白池,重症患者显著地分解代谢增加和肌肉的丢失同 ICU 的获得性虚弱相关。高蛋白摄入和运动可以改善老年人和重症患者的合成代谢的抵抗。有研究显示,运动可以降低 ICU 患者的死亡率,增加活动能力,不过也有不同的意见,运动和高蛋白摄入似乎是一个很有前景的方案。

长期的机械通气是慢重症患者的特征,在机械通气期间,由于身体消耗大,加之长期绝对卧床,容易导致肌肉萎缩和呼吸肌肌力下降,而长期的机械通气常会引发大量并发症,如呼吸机相关性肺炎,肌肉萎缩导致的自理能力下降,情绪变化如抑郁或焦虑等症状。研究认为,强化的运动训练可促进重症患者的身体康复,减少焦虑和抑郁的发生。研究结果显示,经过严格的运动训练程序,59% 的危重症患者出院时可恢复至独立生活状态,而对照组仅有 35% 能达到这种状态,且治疗组患者有更高的生活质量评分,更好的独立生活能力,以及更显著的独立活动能力。多项研究表明,运动训练可恢复慢重症患者的身体功能。运动训练可显著改善危重患者的呼吸机制和功能,提高肌肉组织的氧供,进而降低危重患者对呼吸机的依赖,缩短撤机时间,促进患者康复。

(七)管路的护理

周围静脉营养时套管针的护理:方法之一是每天患者静脉注射完之后就拔出套管针,到第二天静脉注射时选择另一侧手臂插管注输；另一种更为常用的方法是，只要不出现静脉炎，就不拔出套管针，第二天接着注射，如果出现静脉炎则选择第一种注射方法。

深静脉导管的护理：中心静脉导管出口处须覆盖无菌纱布或防水薄膜。每48小时或纱布潮湿、变脏就需要更换，薄膜可每周更换2次。每次输液后要用生理盐水冲洗导管，长时间不输液时，应在冲管后用肝素冒封管。用于输营养液的管道只输营养液，不能用于抽血，如果必须从此处抽血，须注意无菌操作。

（八）口腔护理

鼻饲时由于营养液不从口腔进入，患者唾液分泌减少，口腔黏膜和舌头干燥，口腔内细菌容易滋生，因此需注意口腔护理。每日用清水漱口或者用生理盐水棉球清洁口腔，以保持口腔湿润，避免口腔炎和感染的发生。

每天2次口腔护理。既不要使用蓝色的食用色素也不要使用其他着色制剂作为肠内营养反流误吸的标记。根据专家共识，我们建议在重症康复症患者中也不能使用葡萄糖氧化酶条作为反流误吸的替代标志。

（九）营养液的配置和管理

营养液应在层流环境、按无菌操作技术配置；保证配置的营养液在24小时内输完。

（十）康复健康教育

ICU患者教育有别于一般健康教育，教育对象是特殊的群体（病情重、年龄、知识层次各异等）。故教学方法应符合ICU住院患者的需要、期望，在整个教育过程中穿插多种方式进行，以便提高效果。包括以下方式：①口头讲解，是最基本也是最主要的教育方式，针对患者的病情，讲解疾病过程症状处理、用药、危险因素处理、使用各种监测仪器的目的、注意事项、术前术后的指导、恢复期的锻炼。②提问回答，重视教育信息沟通的双向性。加深对讲解内容的认识及理解，从中可评价出患者接受教育后的掌握程度、效果。对于不能进行语言交流的患者，如气管插管、接受呼吸机辅助治疗等，神志清楚，通过患者的表情、手势、体动、口型可判断他们所要表达的意图，手可以活动的，在纸或手上写简单的文字也可以交流。③示教模仿，如体位的摆放、翻身、咳嗽、排痰、早期床上功能训练等。治疗师加以纠正和指导，直至掌握为止。④文字图册阅读，对于有一定文化程度的患者或家属，采取健康教育小册子、宣传卡片、图文相册等书面形式，将教育内容交给他们自己阅读，使其正确理解标准教育的内容，此方式教育内容全面，又可节省时间，是健康指导的一种好方式。

（万春晓　尹　勇　包　译）

参 考 文 献

［1］李莉, 王祥, 殷凯生. 呼吸ICU鼻饲患者常见并发症的预防不护理［J］. 临床肺科杂志, 2008, 13, 12: 1677.

［2］Cuthbertson DP, Angeles Valero Zanuy MA, León Sanz ML. Post-shock metabolic response［J］. Lancet, 1942, 239（6189）: 433-437.

［3］辛绍斌. 危重症患者肠内外营养作用的对比研究［J］. 临床肺科杂志, 2008, 13（5）: 618.

［4］Naomi E Cahill, Sweta Narasimhan, Rupinder Dhaliwal, et al. Attitudes and Beliefs Related to the Canadian Critical Care Nutrition Practice Guidelines: An International Survey of Critical Care Physicians and Dietitians ［J］. JPEN J Parenter Enteral Nutr, 2010, 34（6）: 685-696.

［5］A Weimann, M Braga, L Harsanyi, et al. ESPEN Guidelines on Enteral Nutrition：Surgery including Organ Transplantation［J］. Clin Nutr, 2006, 25（2）：224-244.

［6］Pierre Singer, Mette M Berger, Greet Van den Berghe, et al. ESPEN Guidelines on Parenteral Nutrition：Intensive care［J］. Clin Nutr, 2009, 28（4）：387-400.

［7］McClave SA, Taylor BE, Martindale RG, et al. Guidelines for the Provision and Assessment of Nutrition Support Therapy in the Adult Critically Ill Patient：Society of Critical Care Medicine（SCCM）and American Society for Parenteral and Enteral Nutrition（A. S. P. E. N.）［J］. JPEN J Parenter Enteral Nutr, 2016, 40（2）：159-211.

［8］中国吞咽障碍康复评估与治疗专家共识组. 中国吞咽障碍评定与治疗专家共识第二部分治疗与康复管理篇（2017年版）［J］. 中华物理医学与康复杂志, 2018, 40（1）：1-10.

第七章

重症相关疼痛康复指南

疼痛是由现存或隐蔽的组织损伤而引起的人体生理及心理因素复杂结合的主观感受，剧烈的疼痛可以造成精神创伤，带来焦虑恐惧等不适感。

疼痛使机体处于应激状态、器官做功增加、睡眠不足和代谢改变，进而使患者出现疲劳和定向力障碍，心动过速、组织氧耗增加、凝血功能异常、呼吸功能障碍、免疫抑制和分解代谢增加等。重症相关疼痛的康复治疗是为了减轻或消除机体对痛觉刺激的应激及病理生理损伤所采取的药物治疗、物理治疗、针灸推拿治疗及注射治疗等措施，对于 ICU 和重症康复病房（high dependency unit，HDU）患者具有很重要的意义。

第一节 概　　述

一、名词术语

1. **疼痛**　是因躯体受到损伤、炎症刺激，或因情感痛苦而产生的一种不适的躯体感觉及精神体验。疼痛在重症患者中普遍存在，原因包括原发疾病、烧伤、创伤、手术、癌性疼痛，翻身、气管插管、吸痰、伤口护理和导管插入等相关操作以及长时间制动、炎症反应等。除了 ICU 或 HDU 住院期间的急性疼痛外，疾病相关的物理性损伤及某些精神因素还可能导致患者出现慢性 ICU 相关疼痛（chronic ICU-related pain，CIRP）。

2. **焦虑**　是一种强烈的忧虑、不确定或恐惧状态。55% 以上的 ICU 或 HDU 患者可能出现焦虑症状，其特征包括躯体症状（如心慌、出汗）和紧张感。ICU 或 HDU 患者焦虑的原因包括：①病房环境，包括噪音、灯光刺激、室温过高或过低；②频繁的监测、治疗，被迫更换体位等医源性刺激；③对自己疾病和生命的担忧；④各种疼痛；⑤原发病造成的机体伤害；⑥对诊断和治疗措施的不了解与恐惧；⑦对家人和亲朋的思念等。

3. **躁动**　是一种伴有不停动作的极度焦虑状态。70% 以上的 ICU 患者发生过躁动。引起焦虑的原因均可以导致躁动，另外，某些药物的不良反应、休克、低氧血症、低血糖、酒精及其他药物的戒断反应、机械通气不同步等也是引起躁动的常见原因。

二、流行病学

所有在内科、外科和创伤 ICU 中的危重成人患者，无论是休息时还是常规重症护理下，通常都会感到疼痛。一项研究评价了重症患者对转变体位、伤口引流拔除、气管吸引、静脉导管拔除和伤口敷料更换等治疗操作有关的疼痛反应，结果发现，患者对所有操作的平均疼痛强度评分为 2.65~4.93（范围为 0~10），只有不到 20% 的患者在实施操作前接受了阿片类药物，而大多数患者疼痛加重时也没有主动给予镇痛处理，对 304 名机械通气治疗后 2 个月到 4 年的重症患者进行随访的结果表明,有 52% 的患者能够回忆起之前通气治疗时的过程,其中 47% 的患者当时感到焦虑和 / 或害怕。

三、病因及病理生理

(一)疼痛病因

伤害性刺激主要有刀割、棒击等机械性刺激,电流、高温、强酸、强碱等物理化学因素等。组织细胞发炎或损伤时释放入细胞外液中的钾离子、5- 羟色胺、乙酰胆碱、缓激肽、组胺等生物活性物质亦可引起疼痛或痛觉过敏。受损局部前列腺素的存在可极大地加强这些化学物质的致痛作用,因此,抑制前列腺素合成的药物,如阿司匹林具有止痛作用。作为伤害性感受器,全身皮肤和有关组织中分化程度最低的游离神经末梢将各种能量形式的伤害性刺激转换成一定编码形式的神经冲动,沿着慢传导的直径较细的有髓鞘和最细的无髓鞘传入神经纤维,经背根神经节传到脊髓后角或三叉神经脊束核中的有关神经元,再经由对侧的腹外侧索上传至较高级的疼痛中枢——丘脑、其他脑区以及大脑皮质,引起疼痛的感觉和反应。与此同时,快传导的直径较粗的传入神经纤维所传导的触、压等非痛信息可先期到达中枢神经系统的有关脑区,并与细纤维传导的痛信息发生相互作用。

患者的疼痛和不适不仅可由急性和基础性疾病引起,也可由治疗和护理操作引起,如导管、气管内插管、吸引、物理治疗、更换衣物及移动等。ICU 或 HDU 的特殊环境是引起危重患者不适的主要原因,如 ICU 或 HDU 中的噪声、医护人员忙碌的活动和经常性光线明亮的场面等,这些因素外加疾病本身和治疗因素一起,常常导致危重患者睡眠紊乱,甚至由此引发严重的神经症。无意识的患者会经历与侵入性手术、机械通气和 ICU 或 HDU 的身体状况相关的疼痛。

(二)疼痛的病理生理机制

无论是生理性疼痛还是病理性疼痛,机体对疼痛信号的处理过程都要经过以下 4 个过程:①转导,机体受到伤害性刺激(如热、冷、机械性刺激或化学刺激)或组织损伤后,外周伤害性感受器将刺激或损伤信号转换为神经电信号(动作电位),这一过程称为痛的转导。不同类型的伤害性刺激只有被伤害性感受器转换并编码为电信号传递到大脑的相关核团才能产生疼痛行为,不同类型的伤害性刺激的电信号转换机制也存在差异,但总的来说,都是不同的伤害性刺激作用于相应的伤害性感受器上的受体形成受体电位,进一步改变膜传导特性和膜上离子泵活性,产生由相应离子通道介导的膜内外的离子交换(包括钠离子、钙离子、钾离子和氯离子),最终导致膜的去极化,产生可扩布的、编码伤害性信息的动作电位。②传递,伤害性刺激转换为神经电信号后,神经电信号沿着痛传递通路(Aδ 和 C 纤维→背根神经节→脊髓背角→脊髓丘脑束→丘脑→皮质及相关脑结构)最终到达与痛的感知和调节等相关的脑结构,这一过程称为痛的传递。携带编码疼痛刺激的生物电(动作电位)沿着 Aδ 类和 C 类传入纤维传入脊髓背角,通过脊髓投射神经元完成疼痛信号的第一级传递,进而经过脊髓丘脑束将疼痛信号传递至丘脑相应神经元,完成疼痛信号的第二级传递。③感知,痛信号在皮质(如第一、第二体感皮质)及相关脑结构(如扣带皮质、岛叶和前额叶皮质)进行整合,产生与意识相关的多维性的痛主观感受和情感体验,该过程称为痛的感知。丘脑分为负责感觉 - 分辨的外侧核群和负责动机 - 情感的内侧核群。丘脑外侧核群具有躯体定位投射系统,其轴突投射到躯体感觉区 S1 和 S2 区，主要识别疼痛刺激的定位和特性，该核群神经元放电频率和时程与刺激强度变化呈正相关，能定量反映外界刺激，可将外周刺激的部位、范围、强度和时间等属性进行编码，再传递到皮质；而丘脑髓板内核群其轴突广泛投射到大脑皮质，主要包括与情感有关的扣带皮质，该核群神经元对外周刺激缺乏明确的躯体投射关系，感受野大，反应阈值高，这些神经元可能主要行使痛觉情绪反应功能。④调控，当机体感知疼痛后，机体调动所有的调控机制改变或抑制伤害性刺激的产生和伤害性信号的传递，以避免组织进一步损伤或避免急性疼痛转化为慢性疼痛，这一过程称为痛的调控。痛信号处理的每个过程都有特定的解剖学和生理学基础，任何一个过程发生了超出正常生理性调控范围（包括强度、性质和时程）的反应都会导致病理性疼痛或急性疼痛的慢性化。最经典的疼痛内源性调控理论是闸门控制学说和下行抑制理论。由英国生理学家 Wall 和加拿大心理学家 Melzack 提出的"闸门控制学说"的核心就是脊髓的节段性调制和非伤害性刺激抑制伤害性刺激的上传。疼痛的下行抑制系统主要由中脑导水管周围灰质、延髓头端腹内侧核群（中缝大核及邻近的网状结构）和一部分脑桥背外侧网状结构（蓝斑核、臂旁腹外侧核）等组成，它们的轴突经脊髓背外侧束和腹外侧束下行对脊髓背角痛觉信息传递产生调制作用。

　　总之，疼痛的产生是多因素相互作用的复杂过程，不同类型疼痛的病理生理机制存在差异，或重叠，或是多机制共同作用的结果。国际疾病分类第 10 版（international classification of diseases-10, ICD-10）和 ICD-11 提出了基于病理生理学基础的疼痛分类，是一个可以把众多疼痛症状或综合征甚至疼痛疾病串联起来的工具，并在此分类基础上对不同类型疼痛的病理生理机制进行了阐述。

　　1. 神经病理性疼痛　　神经病理性疼痛是由躯体感觉神经系统的损伤或疾病所直接引起的疼痛。可能起源于神经传导通路任一位点的损伤，包括从外周伤害感受器末梢到脑内的皮层神经元，根据病变的部位可分为中枢型（由大脑或脊髓的损伤引起）和外周型（由外周神经、神经丛、背根神经节的损伤引起）。其病理生理机制主要包括：①伤害感受器的敏感性增加，伤害性感受器既能被外源性刺激也能被内源性物质激活。神经损伤时常释放多种内源性物质，如炎症调控因子、神经递质以及神经营养因子等。某些脂质代谢产物也在神经病理性疼痛中发挥了重要作用，如溶血磷脂酸（lysophosphatidic acid, LPA）。神经损伤还能导致某些伤害感受器上的受体蛋白上调，进一步引起伤害感受器敏感性增加，如瞬时感受器电位（transient receptor potential, TRP）离子通道蛋白家族。②传入神经的异常电活动与中枢抑制网络失控，传入神经的异常电活动是指在缺乏外界刺激的情况下，伤害性信号传入通路上发出的异常脉冲，表现为持续性或阵发性疼痛。在神经病理性疼痛状态下，无论外周组织是否发生损伤，感觉神经纤维都表现出持续的异常电活动。研究表明，电压门控的钠离子通道蛋白 mRNA 水平上调可能与此有关。同样，当发生中枢性病变时，二级伤害性感觉神经元也有类似的改变，进而导致中枢型神经病理性疼痛。此外，另一些实验结果也表明，电压门控钠离子通道在慢性疼痛中有重要作用。这些特点使神经元能够感应微小的刺激并持续兴奋，对疼痛的敏感性增加。除了钠离子通道，一些其他的离子通道在神经损伤后也发生了改变，如电压门控钾离子通道、钙离子通道等也与伤害性感觉神经的膜兴奋性改变有关。脊髓背角抑制性中间神经元和脑干下行抑制系统是两种主要的中枢抑制通路。在外周神经损伤后，脊髓中释放抑制性神经递质 γ- 氨基丁酸的中间神经元缺失，而减少这种中间神经元的凋亡可以减轻机械痛觉过敏和热痛觉过敏。同时,一些脑干下行系统中的抑制性神经元,也参与了疼痛的调控,这类神经元的损伤或凋亡也会引起中枢失抑制而加重疼痛。③脊髓背角放大伤害性感觉,外周神经损伤后,其附近未受损的神经也会出现痛觉过敏,这种继发性疼痛的产生主要是由于中枢神经系统(central nervous system,CNS)的参与造成的。此时,脊髓及脊髓上水平(如丘脑、脑干、大脑皮层)将疼痛传递反应过度放大,该过程被定义为中枢敏化。中枢敏化可能是原发性损伤导致传入神经异常的结果,而 CNS 本身的损伤并不是必需的。外周传入神经释放大量兴奋性氨基酸和神经肽,进入脊髓背角后,导致二级伤害性感觉神经元的突触后改变,异噁唑丙酸受体的磷酸化增强,或者电压门控钠离子通道的表达增高等。外周神经损伤后引起的脊髓炎症反应是引起中枢敏化的又一个重要原因。小胶质细胞是中枢神经系统特有的免疫细胞,在多种神经病理痛模型中均发现脊髓小胶质细胞活化。活化小胶质细胞可通过释放多种炎性因子,导致并维持神经病理痛。鞘内注射 ATP 活化的小胶质细胞能够降低实验动物机械痛阈及热痛阈,这一结果提示小胶质细胞活化可能是导致神经病理性疼痛的重要原因。尽管在药理学和行为学上有大量的研究,但仍缺乏活化的小胶质细胞能增加脊髓伤害性感觉信号传入的直接证据,需要分子和突触水平的研究来证实。与小胶质细胞活化在疼痛发生早期的触发作用不同,活化的星形胶质细胞对神经病理性疼痛的维持起到重要的作用。④交感神经系统在伤害性感受中的维持作用,在一些截肢、带状疱疹后疼痛、复杂性区域疼痛综合征(complex regional pain syndromes,CRPS)以及创伤后疼痛的病例中,局部皮下注射去甲肾上腺素或者身着控温服装使全身降温可提高生理性交感神经系统活性,并能增加自发性疼痛和痛觉过敏。交感神经参与神经病理性疼痛的机制,有直接和间接两种方式。直接机制为:外周神经损伤后交感神经节后纤维轴突长入背根神经节,且传入神经上仅受体表达增加,从而对儿茶酚胺类神经递质敏感性增加。间接机制为:交感神经活性加强促进血管舒缩活动,通过改变微循环,破坏养分及氧的供应,使酸中毒的环境成为一个潜在的伤害性刺激。尽管证据还不够充分,但局部交感神经阻滞治疗已在临床上运用于顽固性 CRPS 患者,类似的治疗方法还有药物或手术交感神经切断。⑤中枢重构,动物实验已经证明,外周的伤害性刺激可导致中枢神经元结构重塑。近年来的脑功能成像技术如功能磁共振成像、正电子发射断层扫描(positron emission tomography,PET)、磁共振频谱分析及基于体素的形态学测量(voxel-based morphometry,VBM)等为观察患者的中枢重塑提供了有力的帮助。在单神经病和创伤引起的神经病理性疼痛患者中,用 PET 扫描发现了对侧丘脑出现了区域性脑血流(regional cerebral blood flow,rCBF)的减少,这可能是对正在发生的伤害性刺激的一种保护机制。

2. 癌性疼痛　癌性疼痛是一系列不同病理生理改变所引起的综合征,目前对癌痛产生的机制认识尚不足,其病理生理机制可能涉及炎症、神经病理性疼痛和癌症特异性疼痛等机制。目前主要包括:①外周和中枢敏化,外周和中枢敏化是包括癌痛在内的慢性疼痛发病的主要机制。初级感觉神经元在癌痛的发生与发展中均起到重要作用,化学、机械或热刺激激活脊髓背根神经的初级感觉神经元。伤害感受器主要是传入神经,对伤害性刺激较敏感,使传入神经产生动作电位,将伤害性刺激从外周传导至同侧脊索,突触在脊索背角表面激活上行性伤害感受系统。新脊髓丘脑束上行投射至丘脑,后交叉投射至顶叶的皮质感觉区,准确鉴别痛觉(刺激定位和强度)。另一脊髓丘脑束上行投射至网状结构、丘脑后核、丘脑内核,后至大脑皮层,识别疼痛刺激以及疼痛引起的情绪和情感体验。后侧丘脑的特定核团与痛温觉有关。外周和中枢系统功能的变化可能是产生癌痛的潜在机制。②骨溶解,癌症引起的骨痛涉及不同外围机制复杂的相互作用,肿瘤刺激破骨细胞,引起骨溶解和骨再生的失衡,产生骨质破坏,其破坏程度与疼痛行为、脊髓和背根神经节的神经化学改变呈正相关。疼痛的严重程度与骨损伤的程度和破骨细胞活性有关,因此破骨细胞可能参与了癌痛过程。③分子学机制,癌痛是由肿瘤微环境中癌细胞产生和分泌致痛介质,导致肿瘤细胞释放的趋化因子或介质使其他细胞如神经细胞、淋巴细胞、内皮细胞和成纤维细胞进一步分泌肿瘤坏死因子 -α（tumor necrosis factor-α, TNFα）、前列腺素 E（prostaglandin E, PGE）、内皮素（endothelin, ET）、白细胞介素 1（interleukin-1, IL-1）、白细胞介素 6（interleukin-6, IL-6）、上皮生长因子、转化生长因子 B 及血小板源性生长因子等,这些介质通过致敏或激活初级传入感觉神经元上的特异受体而发挥作用,导致癌痛的产生和维持。癌痛相关的介质包括内皮素、神经生长因子（nerve growth factor, NGF）、三磷酸腺苷（adenosine triphosphate, ATP）、蛋白酶等。④社会和心理因素,癌痛是一个复杂和多维的感受,不仅具有生物学基础,也受到心理和社会因素的影响,包括不安、愤怒、抑郁三种状态。如子宫颈癌全切除术或乳腺癌切除术,术后患者因丧失生理功能而产生自卑感,工作能力丧失与家庭生活能力的相应消失,导致其在心理上产生孤独感,对死亡产生的不安和恐惧心理,均可增强疼痛。

3. 炎性疼痛　炎性疼痛具有共同的组织病理:炎症。炎症又可分为组织源性、免疫源性和神经源性炎症。其主要病理生理机制包括:①一些炎症介质的释放,如缓激肽、前列腺素、P 物质等,它们通过扩张血管,引起炎症部位红肿发热,同时它们也能作用于相应的受体,引起痛觉过敏。②由于炎症时的细胞损伤和代谢异常,炎症局部 pH 值可以降低至 6.0 以下,形成酸性环境。此时产生的氢离子可激活外周伤害感受器,在炎性疼痛中具有重要作用。目前已发现外周伤害感受器中有多个受体和离子通道参与了炎性痛的产生,酸敏感离子通道（acid-sensing ion channel, ASIC）就是其中之一。ASIC 是上皮钠离子通道 / 退化蛋白（epithelial Na^+ channel/degenerin, ENaC/DEG）超家族的成员之一,能被细胞外 pH 值下降或氢离子浓度上升激活。③脊髓背角神经元突触可塑性的改变被认为是痛觉中枢调制的重要机制之一,诱导脊髓背角产生长时程增强（long-term potentiation, LTP）的刺激在整体动物和人身上均可导致痛觉超敏。炎症时脊髓背角 ASIC1a 的表达显著增加,它可能参与了伤害性信息的传递和调节,以及对持续性疼痛的中枢致敏。

4. 心因性疼痛　人体中枢神经系统在接受外周伤害性感受传入过程中不仅整合了疼痛感觉的产生,同时伴有疼痛情绪的变化与体验。功能磁共振（functional magnetic resonance imaging, fMRI）对大脑功能的研究显示,在机体疼痛产生时,人体对中度及以上疼痛产生明确的分析整合,并能引起控制情绪调节的脑内核团功能增强,从而影响情感认知和疼痛调节等生理反应。此类疼痛不能用解剖学病变加以解释,单纯使用镇痛药物无效,疼痛的产生与社会心理因素在时间及程度上保持一致,且伴随抑郁和焦虑的情绪状态。

5. 痉挛性疼痛　痉挛性疼痛又称缺血性疼痛,其组织病理生理改变包括血管、骨骼肌或内脏平滑肌等结构性（或功能性）变化,导致血管狭窄、组织缺血、水肿、功能障碍等。

6. 其他　包括特发（原发）性疼痛、反射性疼痛（牵涉痛）以及非疼痛性疾病（如多汗症、睡眠障碍等）,这一类疾病发病病因不明确,病理生理改变复杂多样,发病机制尚未探明。

四、疼痛分型

（一）疼痛的一般分类方法

1. 按疼痛的传导速度 快痛（Aδ 纤维）、慢痛（C 纤维）。

2. 按疼痛的部位 中枢性疼痛（脑、脊髓）、末梢性疼痛（表浅疼痛、体性疼痛、内脏疼痛、放射痛）。

3. 按疼痛的原因 主要可分为生物学的、化学的、物理的及心理的四大原因，也可分为癌性及非癌性等两大类。其他如神经病变性疼痛（外伤、炎症、退化、肿瘤、血行障碍等）、心因性疼痛。

4. 疼痛的治疗效应 急性疼痛、慢性疼痛、顽固性疼痛。

（二）慢性疼痛分类

2015 年国际疼痛学会（The International Association for the Study of Pain，IASP）成立了慢性疼痛分类工作小组，他们共同为即将出台的 ICD-11 制定了一套新的实用性的慢性疼痛分类。在疼痛分类中，IASP 工作小组决定优先考虑疼痛的病因，然后考虑疼痛潜在的病理生理学机制，最后考虑疼痛产生的部位。基于"多母系"准则，允许将同一慢性疼痛划归到多个种类。新的 ICD 分类方法将慢性疼痛划分为以下 7 大类：①慢性原发性疼痛；②慢性癌痛；③慢性术后痛和创伤后疼痛；④神经病理性疼痛；⑤慢性头部和颌面部疼痛；⑥慢性内脏疼痛；⑦慢性骨骼肌疼痛。其中①属于病因不明，②③④属于病因明确，⑤⑥属于按部位分类，⑦属于按系统分类。

（三）基于病理生理学基础进行疼痛分类

基于病理生理学进行疼痛分类方法涵盖了绝大部分临床常见的急慢性疼痛。分为以下 6 大类：①神经病理性疼痛；②癌性疼痛；③炎性疼痛；④心因性疼痛；⑤痉挛性疼痛；⑥其他疼痛。

（四）重症康复病房常见的疼痛

1. 重型颅脑损伤后疼痛 重型颅脑损伤是神经外科中较为常见的一种危急重症，是由于患者脑部受到暴力的直接或间接作用而引起的颅脑组织损伤病症，需要紧急入院抢救，在接受手术治疗后，意识不清，加上创口疼痛，容易出现不同程度的躁动症状，此时患者可能会伤害到自己，影响到吸氧和输液，颅内压和血压会明显升高，最好能及时给予镇静治疗，否则会影响到疗效。颅脑损伤患者的疼痛、躁动可引起血压增高、心率增快，增加再出血、颅内压增高、导管脱落和误伤等风险。镇痛镇静治疗能有效减轻患者的疼痛及躯体不适感，减少应激和炎性损伤，降低脑代谢，避免进一步脑损伤，达到脑保护的目的。

2. 脊髓损伤后疼痛 脊髓损伤（spinal cord injury，SCI）可导致许多并发症，是重症患者中常见的疾病，慢性疼痛为其主要并发症。有研究显示，至少 80% 的 SCI 患者存在慢性疼痛，其中 33% 为重度疼痛。Bryce/Ragnarsson 分类法（Bryce/Ragnarsson SCI pain taxonomy，BR-SCI-PT）将脊髓损伤后疼痛分为三级：第一级根据损伤平面分为损伤平面疼痛、损伤平面以下疼痛及损伤平面以上疼痛三类；第二级是将第一级中每个类型再分为一般伤害感受性疼痛和神经性疼痛两类；第三级是再进一步根据疼痛来源定位进行的详细分类。SCI 后除疼痛本身困扰外，其对患者的身体、心理及日常生活都有严重的影响。然而，SCI 后发生疼痛的机制至今不明,其临床表现极其复杂,不同的疼痛形式常同时出现,而且描述症状的术语的多样化导致目前缺乏一种能普遍接受和应用的分类方法。

五、临床治疗

目前的疼痛管理方法包括药物和一些非药物方法。镇痛和镇静药物被广泛用于通过消除疼痛和提高重症抢救治疗、重症康复环境的耐受性来增加患者的舒适性。在 ICU 和 HDU 及脑损伤患者,镇痛和镇静药物是复杂的,应遵循两个基本原则,即对中枢神经系统无附加损害且药物作用能够快速消除。大多数的药物干预都受到其有限的有效性或潜在并发症的限制。疼痛的缓解对于重症病房患者的恢复至关重要,重症抢救治疗、重症康复团队的主要职责之一就是减轻在 ICU 和 HDU 住院患者的疼痛。

重症患者常用镇痛镇静药物包括苯二氮䓬类、丙泊酚、巴比妥类和阿片类药物。近年来,右美托咪定应用于脑损伤患者的研究逐渐增多。到目前为止,尚无研究证实任何一种镇痛镇静药物具有绝对的选择优势。

(一)苯二氮䓬类药物

是中枢神经系统 γ 氨基丁酸受体激动剂。苯二氮䓬类是脑损伤患者最常应用的镇静药物,主要包括咪达唑仑和劳拉西泮,国内目前缺乏劳拉西泮的静脉注射制剂。咪达唑仑作为该类药物中相对水溶性最强的药物,具有起效快、持续时间相对短、血浆清除率较高的特点,同样具有降低颅内压和脑代谢的作用,且能提高癫痫抽搐阈值,持续静脉注射对循环的影响轻微。苯二氮䓬类是重要的镇静药物之一,特别是用于焦虑、癫痫发作以及酒精戒断治疗,并且在深度镇静、遗忘或联合其他镇痛镇静药使用以降低彼此不良反应方面仍具有很重要的作用。但近年来的研究表明,苯二氮䓬类药物容易引起蓄积、代谢较慢,增加镇静深度,从而进一步延长机械通气时间及住院时间。研究发现,苯二氮䓬类药物会延长 ICU 住院时间。相对于苯二氮䓬类药物,非苯二氮䓬类药物显示可降低谵妄的发生率。

(二)丙泊酚

丙泊酚也是常用的镇静药物之一,其特点是起效快,作用时间短,撤药后能快速清醒,且镇静深度呈剂量依赖性,亦可产生遗忘作用和抗惊厥作用。另外,丙泊酚具有减少脑血流、降低颅内压和降低脑氧代谢率的作用,适用于颅脑损伤患者的镇静。丙泊酚单次注射时可出现暂时性呼吸抑制和血压下降、心动过缓,尤见于心脏储备功能差、低血容量的患者。其他的不良反应包括高甘油三酯血症、急性胰腺炎和横纹肌损伤。丙泊酚使用时可出现外周静脉注射痛,因此临床多采用持续缓慢静脉输注方式。另外,部分患者长期使用后可能出现诱导耐药。因其巨大的分布容积所致的短效性,丙泊酚与苯二氮䓬类相比,丙泊酚能减少 ICU 住院时间,同时减少机械通气时间,对短期病死率无影响。当预计将于短时间内进行意识评估时,低剂量丙泊酚持续静脉注射可能是合理的选择。

(三)右美托咪定

右美托咪定是选择性 α_2 受体激动剂,通过抑制蓝斑核去甲肾上腺素释放和竞争性结合 α_2 受体,起到减轻交感兴奋风暴、冷静、抗焦虑和轻度的镇痛、镇静作用,但不抑制呼吸,没有抗惊厥作用。由于该药不作用于中脑网状上行系统和 γ 氨基丁酸(γ-aminobutyric acid, GABA)受体,使用右美托咪定镇静的患者更容易唤醒,呼吸抑制较少。右美托咪定一般在给药 15 分钟内起效,镇静高峰出现在静脉给药后 1 小时内,能快速分布于周围组织并被肝脏代谢。对于肝功能正常的患者来说,清除半衰期大约为 3 小时。重度肝功能障碍的患者,会延长右美托咪定的清除,应适当降低剂量。右美托咪定最常见的不良反应是低血压和心动过缓,静脉负荷剂量过快给予可引起血压与心率波动,故给予负荷剂量时一定要注意输注速度,必要时可适当延长输注时间。另外,右美托咪定兼具镇痛作用,可减少阿片类药物的需求。当预计近期无需进行意识评估时,咪达唑仑则可能是合理的选择。

国内外有关指南均建议 ICU 机械通气的成人患者常规使用每天镇静中断或轻度镇静目标,均倾向于使用丙泊酚或右美托咪定镇静,而非咪达唑仑镇静,以改善机械通气成人患者的临床疗效。

药物治疗的重点是通过镇静剂优先控制疼痛。程序化镇静是指以镇痛为基础、有镇静计划和目标,并根据镇静深度评分调节镇静剂用量的系统镇静,包括镇静方案设计、镇静镇痛监测与评估、每日唤醒、镇静镇痛的撤离。镇静镇痛撤离的目的是为了防止和避免镇静和镇痛药戒断现象的发生。推荐大剂量或大约超过 7 天持续应用阿片类镇痛药、苯二氮䓬类药物以及丙泊酚治疗后,应考虑撤药后戒断症状发生的可能性,应该系统地逐渐减少给药剂量以防发生戒断症状。程序化镇静的核心是镇静镇痛深度的评估,必须根据深度的评估结果来调节镇静剂剂量。

(夏　玲　马丽丽　刘延明　张兆波)

第二节　重症相关疼痛的康复干预

一、康复评定

ICU 或 HDU 环境嘈杂,患者即使在休息时也会感到疼痛。因此,所有成人重症康复患者均应定期进行疼痛评估,疼痛评估应包括疼痛的部位、特点、加重及减轻因素和强度,判断患者疼痛最可靠的评估指标是患者的陈述。在 ICU 或 HDU 患者往往无法进行口头交流,疼痛评价和镇静评估对临床医生、康复医师和康复治疗师来说是一个巨大的挑战,使用一种能够检测甚至量化疼痛行为的客观有效的测量方法,将在调整这些患者的镇痛水平方面非常有用,并将有助于获得最佳的疼痛缓解。研究发现,进行疼痛评估的患者机械通气时间会更短,更少接受安眠药物,更快转出 ICU 或 HDU。

常用评分方法有:数字评分表(numeric rating scale, NRS)、面部表情评分表(faces pain scale, FPS)、行为疼痛量表(behavioral pain scale, BPS)及重症监护疼痛观察量表(critical-care pain observation tool, CPOT)等。建议对于能自主表达的患者应用 NRS 评分,对于不能表达但具有躯体运动功能、行为可以观察的患者应用 CPOT 或 BPS 评分。信度和效度最好的镇静深度评估工具包括 Richmond 躁动镇静评分(Richmond agitation-sedation scale, RASS)和镇静躁动评分(sedation-agitation scale, SAS)。对于脑损伤患者,有研究显示了修订版成人非言语疼痛量表(revised adult nonverbal pain scale, NVPS-R)的可行性,可选择这些镇静和疼痛评估工具应用于重症脑损伤患者(证据级别低、推荐级别弱)。

1. 数字评分表(NRS)　对能自主表达的患者推荐应用 NRS 评分,对于接受机械通气治疗且能自主表达的重症康复患者,NRS 评分也具有较好的疼痛评价效果。NRS 是一个 0~10 的点状标尺,0~3 分属于轻度疼痛,4~7 分属于中度疼痛,8~10 分属于重度疼痛,10 代表剧痛难忍,由患者从上面选一个数字描述疼痛。其在评价老年患者急、慢性疼痛的有效性及可靠性上已获得证实。

2. 面部表情评分表(FPS) 为 6 个水平排列的面部表情,面部表情疼痛评定量表更接近正常人的表情,便于患者选择。研究显示其具有较好的效度和信度。

3. 行为疼痛量表(BPS) 在不能表达、具有躯体运动功能、行为可以观察的患者,BPS 是评估创伤性脑损伤患者所经历的疼痛的有用工具,对疼痛程度的评价具有较高的可信性和一致性。BPS 包括面部表情、上肢活动及机械通气顺应性 3 个疼痛行为领域的评估,每个条目根据患者的反应情况分别赋予 1~4 分,将 3 个条目的得分相加,总分 3~12 分,总分越高说明患者的疼痛程度越高。一般使用 BPS 完成对患者的疼痛评估需要 2~5 分钟。但这一评分量表有一定的局限性,在没有行机械通气的患者中无法使用,所以 Chanques 等对该量表进行了改良,将原量表中"通气依从性"这个条目更换为"发声",另外两个条目保留不变,发展为 BPS-NI(BPS for non-intubated patients),每个条目同样根据患者的反应情况分别赋予 1~4 分,将 3 个条目的得分相加,总分为 3~12 分,总分越高说明患者的疼痛程度越高。

4. 疼痛观察量表(CPOT) 是一种有效的评估成年 ICU 和 HDU 患者神志不清、无法可靠地自我报告疼痛的工具。CPOT 包括五种行为类别:A. 面部表情,放松的评为 0 分,皱眉、面部肌肉紧张评为 1 分,包含以上所有变化并有轻度眼睑闭合评为 2 分;B. 身体运动状态,无运动或正常位置评为 0 分,缓慢、谨慎的移动或碰触抚摸疼痛部位以寻求关注评为 1 分,不安/躁动评为 2 分;C. 肌肉紧张,被动运动时无阻力评为 0 分,被动运动时有阻力,紧张、僵硬评为 1 分,被动运动时阻力非常大,无法完成肢体伸缩运动评为 2 分;D. 呼吸机顺应性(针对气插/气切者),机械通气正常,无警报评为 0 分,出现警报但自动停止评为 1 分,机械通气被阻断、频繁报警评为 2 分;E. 发声(针对无气插/气切者),患者讲话正常或不发声评为 0 分,叹息、呻吟评为 1 分,有喊叫、哭泣评为 2 分。每一种行为类别得分在 0~2 之间,总分 0~8 分。其中 0 代表不痛,分数大于 2 表示可能存在疼痛,8 代表最痛。研究表明,CPOT 得分大于 2 的患者,在危重医疗、外科和其他领域,其预测外伤患者和机械通气患者显著疼痛的敏感性为 86%,特异性为 78%。

对于不能表达,但具有躯体运动功能,行为可以观察的患者,BPS 和 CPOT 两个量表对疼痛程度的评价具有较高的可信性和一致性,虽然 BPS 易于记忆,但两者没有显著统计学差异,同时对清醒患者 BPS 或 CPOT 评分与 NRS 评分具有较好的相关性。近年来也有一些在特殊人群中的研究,如心脏外科重症患者、创伤患者和神经外科患者、未昏迷谵妄患者,表明 CPOT 评分是一种有效的疼痛评估工具。

5. PAIN 算法 PAIN 算法是一种引导临床医师对患者的疼痛进行系统评估和管理策略制订的工具,其通过三个步骤来完成。在 PAIN 算法中。一些可能由疼痛引起的生理反应比如心率增快和血压增高等被视为评估疼痛的生理指标,而这在其他的疼痛评估方法中还相对比较少。目前 PAIN 算法步骤较繁多、观察指标较繁杂,有待于进一步精简。

6. 脑电双谱指数监测系统(bispectral index,BIS) 是评估脑损伤危重患者疼痛的可靠而有效的工具,可能更适合于检测无意识患者的疼痛。BIS 监测是一种量化的非侵入性的脑电图监测设施,采用 Drager-Infinity Delta 监护系统、Aspect BIS 监测插件,是将脑电图的功率和频率经双频分析做出的混合信息拟合成一个最佳数字,提供介于 0(无皮层活动)和 100(完全清醒)之间的皮层活动的复合值,数字减少时表示大脑皮层抑制加深。BIS 值在 40~60 之间代表全身麻醉的状态,而 60~80 之间代表镇静,可以动态反映患者的镇静深度,合理调节镇静药物的剂量,控制患者镇静深度,保证患者良好的镇静状态。使用 BIS 监测可以明显减少镇静药物用量,减少镇静药物使用时间,避免过度镇静的发生,达到良好的镇静状态。由于 BIS 综合了脑电图中频率、功率、位相及谐波等特性,包含了更多的原始脑电图信息,能迅速反映大脑皮层的功能状况,被认为是评估意识状态,包括镇静深度最为敏感、准确的客观指标,不受主观因素的影响,可以减少医务人员的工作量及医疗不良事件的发生。

有研究发现,脑电图和肌电图的干扰可能是 BIS 监测中的主要缺陷,可使麻醉患者 BIS 值假性增高。在 ICU 的机械通气患者,BIS 也常因肌电图的干扰而被高估。这种误差是不可预计的,因此也可能造成对清醒患者 BIS 的错误判读。常见的可能干扰肌电的因素有:缺氧、寒战、抽搐、导联线接触不良、清醒患者的身体活动等。

7. 疼痛阈值的测量 疼痛是一种主观感觉,疼痛阈值是指能够引起生物个体感觉到疼痛的最小刺激强度。痛阈测定以受试者主观感受为基础,同时受多种因素影响,因此是一种定量半客观的测量指标。目前推荐定量感觉检查用于疼痛的评估,常用的疼痛测量方法包括对压痛阈、电刺激痛阈、温度觉痛阈、化学痛阈、激光痛阈以及对局部缺血性痛阈的测量等,其中,前三种是最主要的测量方法。

(1)压痛阈测量:采用压力测试仪进行测量。该仪器包含压力信号采集模块,信号处理模块,数据显示模块。将仪器尖端置于患者受试部位并逐渐加压,随着压力的增加,患者会有刺痛感,疼痛程度随压力的增加而增加。需结合疼痛评估量表及时记录相关数据。测试结果的单位是 kg/cm^2。该方法的优点是简单易操作,缺点是准确性较差,受外界影响大,灵敏度较低。

(2)电刺激测量:采用电刺激测痛仪进行测量。该仪器包含脉冲信号发生模块、输出电极或电针部分、刺激检测显示模块。常采用恒流型低频脉冲电刺激,波形为方波。测试时,电流由弱到强增加,及时记录患者刚出现疼痛时的电流强度。需结合疼痛评估量表及时记录相关数据。该方法的优点是简单易操作,仪器便携。缺点是安全性较低,有副作用。

(3)温度觉痛阈测量:采用温度觉痛觉测试仪进行测量。该仪器包含热电偶探头、温度控制器、数据显示模块,可测量冷痛阈和热痛阈。冷痛阈测试是将非优势手浸入 0.1~2℃的冰水中,浸没手腕,手不触及容器底,每 10 秒询问受测者感受一次,并分别记录痛阈和耐痛阈:即患者感受到疼痛的时间以及不能忍受痛感而拿出手的时间。热痛阈测试是将非优势手浸入水中,水温由 32℃开始以 1.5℃的速度上升,分别记录受测者感受到疼痛的温度及不能忍受疼痛的温度。缺点是仪器不便携,受外界温度影响大,易引起肌肤损伤,还会产生温度习惯性。

(4)化学痛阈的测量:采用痛阈测试仪进行测量。将浸有化学离子电极片和纱布置于受试位置,使化学离子在电流的作用下透入皮肤,测试时,电流由弱到强增加,及时记录患者刚出现疼痛时的电流强度,单位是 mA。常用的化学离子为钾离子。测定部位通常为小腿。

（5）激光痛阈的测量：采用激光痛阈测试仪进行测量。测定部位多为前臂屈侧，刺激因子是氩激光。

（6）局部缺血性痛阈的测量：测试时使受试者右手举过头顶，再用血压计袖带扎紧右臂，活动一下右手后，使血压计加压至200mmHg，计时至受试者不能忍受疼痛时的时间作为疼痛忍耐时间。

8. 镇静深度的评定　据研究，用于评估成人重症患者的镇静质量和深度信度和效度最好的镇静深度评估工具包括Richmond躁动镇静评分（RASS，表7-2-1）和镇静躁动评分（SAS，表7-2-2）。

表 7-2-1　Richmond 躁动镇静评分（RASS）

分数	分级	描述
+4	有攻击性	非常有攻击性，暴力倾向，对医务人员造成危险
+3	非常躁动	非常躁动，拔出各种导管
+2	躁动焦虑	身体激烈移动，无法配合呼吸机
+1	不安焦虑	焦虑紧张，但身体活动不剧烈
0	清醒平静	清醒自然状态
−1	昏昏欲睡	没有完全清醒，声音刺激后有眼神接触，可保持清醒超过10s
−2	轻度镇静	声音刺激后能清醒，有眼神接触，<10s
−3	中度镇静	声音刺激后能睁眼，但无眼神接触
−4	深度镇静	声音刺激后无反应，但疼痛刺激后能睁眼或运动
−5	不可唤醒	对声音及疼痛刺激均无反应

表 7-2-2　镇静躁动评分（SAS）

分数	分级	描述
7	危险躁动	拉拽气管内插管，试图拔除各种导管，翻越窗栏，攻击医护人员，在床上辗转挣扎
6	非常躁动	需要保护性束缚并反复语言提示劝阻，咬气管插管
5	躁动	焦虑或身体躁动，经言语提示劝阻可安静
4	安静合作	安静，容易唤醒，服从指令
3	镇静	嗜睡，语言刺激或轻轻摇动可唤醒并能服从简单指令，但又迅速入睡
2	非常镇静	对躯体刺激有反应，不能交流及服从指令，有自主运动
1	不能唤醒	对恶性刺激无或仅有轻微反应，不能交流及服从指令

ICU和HDU中常见认知及言语表达能力部分或全部丧失的患者，对于其进行疼痛评估，可以考虑诊断性的镇痛试验。通常，在尚未明确疼痛的存在和具体部位时，诊断性镇痛治疗可通过静脉给予低剂量的一线镇痛药物，然后观察患者疼痛相关行为是否发生变化。

如果给予镇痛药物后,患者的疼痛相关行为未发生改变,则下次剂量可以参照患者前一次剂量的百分比率增加镇痛药物的剂量。如果给予药物后患者的疼痛相关行为有所下降,则可以计划进一步的干预措施,例如给予患者持续的镇痛维持剂量。如果已经给予所认为的最佳诊断镇痛剂量,患者的疼痛相关行为仍然没有变化,则可以考虑所观察到的疼痛相关行为是由其他原因如缺氧、败血症或代谢紊乱等造成的。

总之,ICU 和 HDU 危重症患者的疼痛评估与治疗是其整体和系统治疗方案中不可或缺的一部分,任何一个环节被忽略都可能影响患者的整体康复治疗疗效。危重症患者的镇静镇痛治疗与其他各种治疗手段和药物一样重要,并已经成为重症监护治疗及重症康复中的重要内容,需要 ICU 临床医师、康复医师和康复治疗师认真重视,并掌握和力求合理应用,方能促进患者的康复。真可谓"疼痛无处不在,疼痛评估也就有其用武之地"了。

二、康复治疗

（一）运动疗法

在 ICU 和 HDU 只有当患者镇静水平较低时,才能实现早期活动。在重症病房患者早期活动和参与物理治疗时,即使是在机械通气的患者中,也被证明是安全的,可增加患者在 ICU 无机械通气天数并减少谵妄。因此,早期运动是指南的一个组成部分。运动疗法以被动、辅助运动为主,以改善运动组织（肌肉、骨骼、关节、韧带等）的血液循环和代谢,促进神经肌肉功能,提高心肺功能为目的。如果患者有主动活动的能力,要提倡主动活动。运动疗法对骨关节和肌肉、骨代谢、免疫功能及心理精神的影响均有助于减轻疼痛。

（二）经皮神经电刺激

经皮神经电刺激（transcutaneous electrical nerve stimulation, TENS）是一种非药物的镇痛方法,用来减轻不同患者的疼痛,近年来一直是研究热点。它是通过放置在皮肤上的电极来控制疼痛的电流。TENS 刺激针刺穴位可降低机械通气插管患者的疼痛并减少阿片类药物的用量。

（三）经皮穴位电刺激

经皮穴位电刺激（transcutaneous electrical acupoint stimulation, TEAS）是融入我国中医针灸理论的一种治疗方法,是无创性的,因为它不涉及实际的针插入身体,但具有与针灸治疗相当的效果。针刺和相关技术可以作为传统镇静剂、止吐剂和镇痛剂的补充或替代用于预防和治疗疼痛。TEAS 可以减少术中麻醉剂的消耗和全身麻醉的副作用,亦可以减轻 ICU 患者的疼痛,减少阿片类药物和镇静药物的使用,且无任何副作用。随着 TEAS 使用频率的增加,疼痛缓解和疗效的提高,减少了对镇痛药物的需求,减少了对疼痛缓解侵入性方法的需求。另外,TEAS 没有断针的危险,而且不会污染。

（四）针灸

针灸已有几千年的历史,是一种物理干预,包括在不同的穴位将小针刺入皮肤,常用来治疗不同类型的疼痛。近年来,针灸镇痛迅速发展,逐渐成为西方乃至全球主流医学的一部分。门控理论、中枢内阿片肽（β- 内啡肽和脑啡肽）、神经调质的激活、脊髓丘脑通路的传导阻滞对中枢 c-fos 表达的影响被认为是针刺镇痛作用明显的原因。针灸疗法被誉为一种很有前途的缓解疼痛的替代方法。针灸穴位刺激可以通过以下方式来实现电针灸,设置为连续电流,频率 1~10Hz,波长 200μm,电流强度 5~10μA,使患者在没有肌肉收缩的情况下感受到最大限度的可忍受的嗡嗡声或刺痛感。针灸治疗疼痛可大幅度减少阿片类药物和其他止痛药的使用。针灸治疗疼痛的有效性已被大型随机对照试验和荟萃分析强有力的证实。因此，全球越来越多的疼痛患者正在接受针灸治疗。

（五）体外冲击波

有研究报道了体外冲击波治疗（extracorporeal shock wave therapy，ESWT）可以减轻创伤性脑损伤患者神经源性异位骨化导致的疼痛。研究过程中，通过对重症病房患者的观察及反复研究，发现应用体外冲击波治疗能全方位地减少疼痛。研究的结果突出了 ESWT 在减轻患有重症脑外伤患者疼痛方面的作用，并认为其是一种具有潜在临床效益的治疗方法。

（六）脊髓电刺激

目前全球每年大约有 3 万例慢性疼痛患者选择脊髓电刺激进行疼痛治疗。脊髓背角广动力域（wide dynamic range，WDR）神经元是脊髓背角中与痛觉信息传递关系密切的二级神经元，也是脊髓中唯一发现接受多种类型初级感觉纤维传入的神经元。研究发现，WDR 神经元在神经病理性疼痛模型中呈现高兴奋状态，这种状态与兴奋性氨基酸数量的增多以及脊髓局部抑制性氨基酸系统功能紊乱有关。对神经病理性疼痛模型进行研究，发现传统脊髓电刺激缓解疼痛的过程主要分三步：首先诱导脊髓背角抑制性氨基酸 GABA 释放，继而降低兴奋性氨基酸谷氨酸浓度，最终解除 WDR 神经元的高兴奋状态。此外，在硬膜外间隙电刺激坐骨神经慢性结扎后的大鼠神经病理性疼痛模型，发现脊髓电刺激可抑制脊髓高迁移率族蛋白 B1/Toll 样受体 4/ 核因子 κB（high mobility group box 1/toll-like receptor 4/nuclear factor-kappa B，HMGB1/TLR4/NF-κB）信号通路，同时降低脊髓 P 物质（substance P，SP）及降钙素基因相关肽（calcitonin gene-related peptide，CGRP）的表达。可见，脊髓电刺激不仅能调控与疼痛相关的信号通路及神经递质平衡，还可影响炎症以及疼痛相关神经肽的产生，从而抑制或减轻疼痛，这种疼痛信号的平衡可能是脊髓电刺激缓解疼痛的主要机制。对于传统药物、物理疗法、心理疗法及神经阻滞疗法均无效的慢性疼痛，脊髓电刺激被认为是备选方案，往往会取得良好的效果，此外，脊髓电刺激不仅能减轻疼痛，还可改善患者心理状态和生活质量，减少药物滥用。

（七）重复经颅磁刺激

重复经颅磁刺激（repetitive transcranial magnetic stimulation，rTMS）借助脉冲磁场作用于脑组织，从而改变神经功能。现有的疼痛治疗研究中，所采用的 rTMS 频率可分为高频（5~20Hz）和低频（0.2~1.0Hz），其中，低频 rTMS 尚无确切的镇痛效果。高频 rTMS 使刺激区皮质兴奋，而低频 rTMS 则产生抑制作用。高频 rTMS（10Hz 或 20Hz）对于难治性神经病理性疼痛的缓解率可达 50%。有学者利用 25Hz 的 rTMS 刺激大脑皮质治疗脊髓损伤后神经病理性疼痛，疼痛水平显著缓解，同时脊髓内（glial fibrillary acidic protein，GFAP）表达下降30%，推测 rTMS 可通过调节脊髓内星型胶质细胞功能而缓解疼痛，具体的调节通路还有待进一步研究。

（八）高压氧治疗

高压氧不仅能保护颅脑损伤患者的神经功能，还可以减轻对中、重度颅脑损伤睡眠障碍伴焦虑和抑郁患者的疼痛，改善其认知功能和预后。高压氧治疗能够减轻神经损伤引起的组织水肿，促进微循环，对神经和肌肉的超微结构具有保护作用，同时减少肿瘤坏死因子 -α

的释放和神经细胞凋亡,减轻疼痛。

(九)心理治疗

针对性的心理护理在对患者进行护理与交流时,捕捉患者细微的心理变化,对患者病情的特殊性、个性化的心理问题实施对应的心理护理。由于疾病对患者的部分身体功能和生活质量造成的恶劣影响,患者对术后身体功能以及生活质量变化的恐惧程度会增加。患者在术后会产生疼痛难忍的现象,因此,医护人员在进行换药等操作时,应与患者进行适当的交流,动作轻缓,把患者痛苦降到最低。

(十)音乐疗法

因为患者的喜好不同所以喜欢的音乐类型也就不同,为减慢心率、缓解患者焦虑和抑郁的心理状态,优美的旋律当为首选,可以减低患者的疼痛感。

(十一)松弛疗法

集中患者的注意力,指导患者全身肌肉全部放松,这种治疗方法可以减轻患者的疼痛感,使患者耐痛的能力提高,使患者有规律的放松,可以降低慢性疼痛所引起的疲倦及肌肉紧张程度。

(十二)指导想象

集中患者注意力,使其处在某个意境或者风景中,可减轻患者的疼痛感觉。在对患者做指导性想象之前,先进行规律性的呼吸运动和渐进性松弛运动,或进行规律性按摩(指导患者双眼注视某一定点,让患者根据想象,猜想物体的形态,在此同时对患者做环形按摩),深呼吸(对术后处于疼痛的患者指导其进行深呼吸动作,首先用鼻子吸气,而后从口中呼出气体,重复进行)等会使效果更佳。

三、康复护理

(一)创造减轻疼痛的环境

病房内光线不应过强、温度不宜过高、湿度不宜过大,保持环境整齐、床铺清洁干燥。保持病房环境安静,严格控制探访人数和时间,避免亲属探视时在患者身旁哭闹、拍打、呼喊患者。

(二)宣教

由管床护士向患者家属讲解有意识障碍患者疼痛产生的原因、程度,规范化疼痛管理干预的主要内容,镇痛措施、镇痛药的使用原则和利弊,使患者家属了解疾病相关知识及疼痛对机体产生的不良影响,对镇痛有进一步的认识,能够更好地配合和支持医护人员对患者采取的镇痛措施。

(三)护理操作

护理人员要掌握全程疼痛护理干预措施,必须对重症病房的患者进行密切的评估。应帮助患者进行体位改变并给予适当的活动指导,此外,尽量减少监测(血压、血糖平稳后频繁监测血压、血糖)和检查(查房时医生查体、医生交接班判断病情时查体、护士交接班时查体),避免给予患者的恶性刺激,避免肌紧张和抽搐,易引起患者不适的护理活动尽可能在镇静、镇痛药效持续时间内进行。在对患者进行各项治疗前,应清楚准确地对患者进行解释,可以减轻患者的焦虑,使患者获得安全感,有利于减轻患者的疼痛。实施全程护理干预措施,对护理的各项操作技术必须熟练掌握,使患者对护士产生信任,与护士成为朋友,提高患者战胜病魔的信心,能够明显减轻患者的疼痛程度,降低患者的不适感,提高患者生活质量,同时可以改善患者的焦虑心理,提高患者的治疗效果。

四、镇痛、镇静治疗的并发症与合并症

(一)ICU获得性肌无力

炎症反应、长期深镇静、神经-肌肉阻滞剂、制动、糖皮质激素等多种因素可以导致ICU获得性肌无力(intensive care unit acquired weakness,ICU-AW),神经-肌肉阻滞剂和深镇静是其中重要的诱导因素。神经-肌肉阻滞剂通常与足量的镇静药物和/或镇痛药物联合应用。神经-肌肉阻滞剂通过抑制神经-肌肉偶联而抑制肌肉的收缩活性,不仅会导致即刻肌肉功能抑制,持续使用还会增加肌萎缩的风险,药物的残余效应也会导致ICU-AW。机械通气患者通常需要使用大剂量的镇痛镇静药物,这也会增加ICU-AW的发生,特别是在高龄患者中。积极处理原发病,尽量减少或避免引起肌无力的药物,早期康复训练,充足的营养支持等均有助于肌无力的预防及恢复。

(二)循环功能抑制

对于血流动力学不稳定、低血容量或交感兴奋性升高的患者,镇痛镇静治疗容易引发低血压。α_2受体激动剂右美托咪定具有抗交感作用,可导致心动过缓和/或低血压。因此镇痛、镇静治疗期间应进行循环功能监测,根据患者的血流动力学变化调整给药剂量及速度,并适当进行液体复苏,必要时给予血管活性药物,力求维持血流动力学平稳。

(三)呼吸功能抑制

多种镇痛镇静药物都可以产生呼吸抑制,深度镇静还可以导致患者咳嗽和排痰能力减弱,影响呼吸功能恢复和气道分泌物的清除,增加肺部感染机会。因此,实施镇痛镇静的过程中要密切监测呼吸频率、节律及幅度,并在病情允许的情况下尽可能及时调整为浅镇静。

(四)消化功能抑制

阿片类镇痛药物可抑制肠道蠕动导致便秘和腹胀,可应用促胃肠动力药物,联合应用非阿片类镇痛药物和新型阿片类制剂等措施能减少上述不良反应。

(五)其他

镇痛、镇静后,患者自主活动减少,加之疼痛感觉变弱,会引起患者较长时间维持于某一体位,容易造成压疮、深静脉血栓等并发症,因此对于接受镇痛镇静治疗的重症患者应采取加强体疗、变换体位、早期活动等方式,以减少上述并发症的发生。

五、预防及预后

加强对患者的疼痛教育,可预防疼痛的产生。可采用口头宣教、宣传册、影像资料下载观看等方式,针对疼痛的诱发因素及注意事项等对患者进行宣传教育,将专业知识改编成简单易懂、图文并茂、生活化的语言,有效的预防疼痛及其并发症的再次发生。

疼痛和镇静药物及康复治疗的实施可改善患者的预后。使用镇静方案使得机械通气时间、ICU住院时间、持续静脉注射镇静药物的治疗时间缩短,可显著改善接受机械通气的危重患者的预后。

(张　明　夏　玲　张兆波)

参 考 文 献

［1］ Tsuruta R，Fujita M. Comparison of clinical practice guidelines for the management of pain，agitation，and delirium in critically ill adult patients［J］. Acute Med Surg，2018，5（3）：207-212.

［2］ Ijaopo EO. Dementia-related agitation：a review of non-pharmacological interventions and analysis of risks and benefits of pharmacotherapy［J］. Translational psychiatry，2017，7（10）：e1250.

［3］ Alan Rozycki，Andrew S Jarrell，Rachel M Kruer，et al. Feasibility of a Nurse-Managed Pain，Agitation，and Delirium Protocol in the Surgical Intensive Care Unit［J］. Crit Care Nurse，2017，37（6）：24-34.

［4］ Juliane Jablonski，Jaime Gray，Todd Miano，et al. Pain，Agitation，and Delirium Guidelines：Interprofessional Perspectives to Translate the Evidence［J］. Dimens Crit Care Nurs，2017，6（3）：164-173.

［5］ Craig M Dale，Virginia Prendergast，Céline Gélinas，et al. Validation of The Critical-care Pain Observation Tool（CPOT）for the detection of oral-pharyngeal pain in critically ill adults［J］. J Crit Care，2018，48：334-338.

［6］ Caíque J N Ribeiro，Alanna G C Fontes Lima，Raphael A Santiago de Araújo，et al. Psychometric Properties of the Behavioral Pain Scale in Traumatic Brain Injury［J］. Pain Manag Nurs，2019，20（2）：152-157.

［7］ Bell AE，Falconi A. Acupuncture for the Treatment of Sports Injuries in an Austere Environment［J］. Curr Sports Med Rep，2016，4（2）：111-115.

［8］ Karen-Amanda Irvine，Peyman Sahbaie，De-Yong Liang，et al. Traumatic Brain Injury Disrupts Pain Signaling in the Brainstem and Spinal Cord［J］. J Neurotrauma，2018，35（13）：1495-1509.

［9］ McNett M. Pain Assessment Scale for Patients With Disorders of Consciousness：A Preliminary Validation Study［J］. J Neurosci Nurs，2016，48（3）：132.

［10］ Javad AminiSaman，Saeed Mohammadi，HasanAli Karimpour，et al. Transcutaneous Electrical Nerve Stimulation at the Acupuncture Points to Relieve Pain of Patients Under Mechanical Ventilation：A Randomized Controlled Study［J］. J Acupunct Meridian Stud，2018，11（5）：290-295.

［11］ Theodoros Aslanidis，Vasilios Grosomanidis，Konstantinos Karakoulas，et al. Electrodermal Activity Monitoring During Painful Stimulation in Sedated Adult Intensive Care Unit Patients：a Pilot Study［J］. Acta Medica（Hradec Kralove），2018，（2）：47-52.

［12］ Kai Shan，Wei Cao，Yuan Yuan，et al. Use of the critical-care pain observation tool and the bispectral index for the detection of pain in brain-injured patients undergoing mechanical ventilation：A STROBE-compliant observational study［J］. Medicine（Baltimore），2018，97（22）：e10985.

［13］ Katarzyna Kotfis，Małgorzata Zegan-Bara ń ska，Łukasz Szydłowski，et al. Methods of pain assessment in adult intensive care unit patients - Polish version of the CPOT（Critical Care Pain Observation Tool）and BPS（Behavioral Pain Scale）［J］. Anaesthesiol Intensive Ther，2017，49（1）：66-72.

［14］ Ahmed Hasanin，Sabah Abdel Raouf Mohamed，Akram El-Adawy. Evaluation of perfusion index as a tool for pain assessment in critically ill patients［J］. J Clin Monit Comput，2017，31（5）：961-965.

［15］ 中华医学会重症医学分会. 中国成人 ICU 镇痛和镇静治疗指南［J］. 中华重症医学电子杂志，2018，5（4）：90-113.

［16］ 韩敏，杜勇健，杨光诚，等. 对重症颅脑创伤镇静镇痛的认识［J］. 中华神经创伤外科电子杂志，2018，4（1）：42-45.

［17］樊宇荣. 脑电波双频指数监测下镇静在 ICU 机械通气中应用的临床研究［J］. 全科医学临床与教育，2018，16（6）：675-676.

［18］李小梅. 经皮穴位电刺激的临床镇痛进展［J］. 中国疼痛医学杂志，2014，20（11）：826-829.

［19］中国医师协会神经外科医师分会神经重症专家委员会. 重症脑损伤患者镇痛镇静治疗专家共识［J］. 中国脑血管病杂，2014，11（1）：48-53.

［20］刘杰，杨晓秋. 定量感觉检查在神经病理性疼痛的应用研究进展［J］. 中国疼痛医学杂志，2017，23（10）：768-773.

［21］王宏坤，王德强，高勇，等. 感觉定量分析在慢性疼痛诊疗中的应用［J］. 实用疼痛学杂志，2017，13（5）：383-390.

［22］毕军，陈玉中，朱成，等. 疼痛评定与测量方法的研究［J］. 中国医疗器械信息，2017，23（2）：6-8.

［23］毕海金，吴国程，陈红云，等. 人体痛阈测定方法及其应用研究进展［J］. 中国疼痛医学杂志，2015，21（1）：60-63.

［24］Schmidt RF, Willis WD. Encyclopedia of Pain［M］. Berlin：Springer-Verlag, 2007.

［25］Dubin AE, Patapoutian A. Noeieeptors：the sensors of the pain pathway［J］. J Clin Invest, 2010, 120（11）：3760-3772.

［26］Ossipov MH. Dussor GO. Porret'a F. Central modulation of pain［J］. J Clin Invest, 2010, 120（11）：3779-3787.

［27］韩睿，廖琴，阳晓燕，等. 一种新的疼痛分类方法和治疗思路［J］. 中国疼痛医学杂志，2017，23（5）：328-330.

［28］Attal N. Neuropathic pain：mechanisms, therapeutic approach, and Interpretation of clinical trials［J］. Continuum, 2012, 18（1）：161-175.

［29］Ueda H. Peripheral mechanisms of neuropathic pain jnvolvement of lysophosphatidic acid receptor-mediated demyelination［J］. Mol Pain, 2008, 4：11.

［30］Scholz J, BroomDC, Youn DH, et a1. Blocking caspase activity prevents transsynaptic neuronal apoptosis and the loss of inhibition in lamina II of the dorsal horn after peripheral nerve injury［J］. J Neurosci, 2005, 25（32）：7317-7323.

［31］Fornasari D. Pain mechanisms in patients with chronic pain［J］. Clin Drug Investig, 2012, 32（Suppl 1）：45-52.

［32］Apkarian AV, SosaY, Sonty S, et al. Chronic back pain is associated with decreased prefrontal and thalamic gray matter density［J］. J Neurosci, 2004, 24（46）：10410-10415.

［33］Portenoy RK. Treatment of cancer pain［J］. Lancet, 2011, 377（9784）：2236-2247.

［34］Waun Ki Hong. Holland-Frei cancer Medicine［M］. PMPH USA, 2009：863-880.

［35］Dev KK. PDZ domain protein-protein interactions：A case study with PICK1［J］. Curr Top Med Chem, 2007, 7：3-20.

［36］赵红霞，张继荣. 脊髓损伤后疼痛分类的探讨［J］. 中国康复，2015，30（3）：225-228.

［37］Bi X, Lv H, Chen BL, et al. Effects of transcutaneous electrical nerve stimulation on pain in patients with spinal cord injury：a randomized controlled trial［J］. J Phys TherSci, 2015, 27（1）：23-25.

［38］许惊飞，郭铁成. 重复经颅磁刺激对神经病理性疼痛大脊髓内星形胶质细胞的抑制［J］. 中国物理医学与康复杂志，2016，38（9）：659-663.

［39］宋娟,郑存玲.高压氧治疗对中、重度颅脑损伤后睡眠障碍伴焦虑和抑郁患者疼痛及认知功能的影响分析［J］.中国医学前沿杂志,2018,10(2):41-44.

［40］Skoglund K, Enblad P, Marklund N. Monitoring and sedation differences in the management of severe head injury and subarachnoid hemorrhage among neurocritical care centers［J］.JNeurosci Nurs,2013,45(6):360-368.

第八章

重症精神障碍康复指南

脑血管意外、脑外伤等重度颅脑疾病、损伤出现精神障碍很常见,其治疗和康复一直是难点。关于脑损伤后精神障碍的康复指南目前非常缺乏,本指南主要参考法国物理与康复医学学会2016年发布的《脑外伤后神经行为障碍的治疗指南》,并吸纳了我国精神康复的临床实践成果,旨在规范我国重症精神障碍康复工作,促进广大康复工作者正确认识并提高重症精神障碍的治疗和康复水平。

第一节　概　　述

一、定义

器质性精神障碍根据国际疾病分类标准,其病因是大脑疾病、脑损伤或其他导致大脑功能紊乱的伤害。其功能紊乱可能是原发性的,如直接或主要影响脑的疾病、损伤和伤害;或继发性的,如某些全身性疾病和障碍,脑只是众多受侵害的器官或系统之一。

本指南主要针对康复医学科常见的脑血管意外、脑外伤等重度颅脑损伤造成的精神障碍。

二、分类与术语

(一)急性期精神障碍

急性起病,多以意识障碍、遗忘症为临床表现。

(二)后期精神障碍

脑外伤所致精神障碍可表现为脑外伤后综合征、脑外伤后神经症、脑外伤性精神症、脑外伤性痴呆、外伤后人格障碍等。脑血管意外所致精神障碍,情感脆弱是常见症状,表现为情感控制能力减弱、易伤感、易激惹,或无故烦躁、苦闷、悔恨、忧虑等。

本指南主要针对康复医学科常见获得性脑损伤所致的谵妄、神经行为障碍、创伤后应激障碍,以及脑卒中后抑郁和/或焦虑。

1. 谵妄(delirium)　是一组表现为急性、一过性、广泛性的认知障碍,尤以意识障碍为主要特征。因急性起病、病程短暂、病情发展迅速,故又称为急性脑综合征(acute brain syndrome)。注意力、记忆和定向障碍是诊断谵妄的三个必要的条件,还可有情绪障碍、睡眠不良或不眠、感知及行为障碍。临床表现千变万化,常呈昼轻夜重波动。

2. 神经行为障碍(neurobehavioral disorders)　获得性脑损伤后出现的一类器质性行为障碍表现。根据法国物理与康复医学学会2016年发布的脑外伤后神经行为障碍的治疗指南,将亚急性和慢性重度颅脑损伤的神经行为障碍在总体上分为四类:累及不同脑区的行为过度障碍(失抑制、激越、攻击性行为)和行为不足障碍(淡漠、抑郁),或者累及神经递质或激素系统并引起失衡。

3. 创伤后应激障碍（posttraumatic stress disorder，PTSD）　是指突发性、威胁性或灾难性应激事件（如脑卒中、脑外伤等）导致个体延迟出现或长期持续存在的精神障碍。

4. 脑卒中后抑郁（post-stroke depression，PSD）　是指发生于脑卒中后，表现出脑卒中症状以外的一系列以情绪低落、兴趣缺失为主要特征的情感障碍综合征，常伴有躯体症状。

三、流行病学

在 ICU 中，以躯体应激、谵妄、疾病认知，以及侵入性记忆比较常见。在综合医院急诊患者中发生率高达 10%~25%，约 26% 的急性脑卒中患者伴有谵妄。高龄、发热、大面积梗死均为谵妄发生的高危因素。

颅脑损伤越重，发生精神障碍的机会越大，持续时间也越长。颅脑损伤部位与精神障碍的发生密切相关；额叶和颞叶损伤易出现人格改变和各种精神症状。流行病学研究显示：30% 的颅脑外伤患者会出现精神障碍，以智能表现最多见，其次是人格或行为改变，然后是神经症样症状、抑郁综合征、精神病性症状等；重度颅脑损伤罹患率明显高于轻中度患者。

超过 50% 的 PTSD 患者，会同时出现情绪失调、焦虑或物质滥用等障碍，并与严重残疾、疾病及过早死亡相关。

流行病学研究表明：PSD 的发生率在 20%~40%，多发生在脑卒中后 3~6 个月。

四、临床诊断标准

根据中国精神障碍与分类诊断标准第 3 版（CCMD-3）进行诊断。

（一）器质性意识障碍（谵妄）

指一种器质性疾病导致的综合征，也称急性脑病综合征，临床特点是同时有意识、注意、知觉、思维、记忆、情绪和行为障碍，以及睡眠 - 觉醒周期紊乱。

1. 症状标准

（1）有程度不同的意识障碍和注意受损。

（2）全面的认知障碍，至少有下列 3 项：①错觉或幻觉（多为幻觉）；②思维不连贯或抽象思维和理解力受损，可有妄想；③即刻记忆和近记忆力受损，远记忆力相对完整；④时间定向障碍，严重时也有人物和地点定向障碍。

（3）至少有下列 1 项精神运动障碍：①不可预测地从活动减少迅速转到活动过多；②反应时间延长；③语速增快或减慢；④惊跳反应增强。

（4）情感障碍，如抑郁、焦虑、易激惹、恐惧、欣快、淡漠，或困惑。

（5）睡眠觉醒周期紊乱。

（6）躯体疾病或脑部疾病史、大脑功能紊乱的依据（如脑电图异常）有助于诊断。

2. 严重标准　日常生活或社会功能受损。

3. 病程标准　往往迅速起病，病情每天波动，总病程不超过 6 个月。

4. 排除标准　排除其他可导致意识障碍的器质性综合征，尤其是智能损害、急性短暂的精神病性障碍、分裂症，或情感性精神障碍的急性状态。

（二）器质性精神障碍

是一组由脑部疾病或躯体疾病导致的精神障碍。

1. 症状标准

（1）有躯体、神经系统及实验室检查证据。

（2）有脑病、脑损伤，或可引起脑功能障碍的躯体疾病，并至少有下列 1 项：①智能损害综合征；②遗忘综合征；③人格改变；④意识障碍；⑤精神病性症状（如幻觉、妄想、紧张综合征等）；⑥情感障碍综合征（如躁狂综合征、抑郁综合征等）；⑦解离（转换）综合征；⑧神经症样综合征（如焦虑综合征、情感脆弱综合征等）。

2. 严重标准　日常生活或社会功能受损。

3. 病程标准　精神障碍的发生、发展，以及病程与原发器质性疾病相关。

4. 排除标准　缺乏精神障碍由其他原因（如精神活性物质）引起的足够证据。

五、临床治疗

包括病因治疗和对症处理两方面。已明确病因者，应尽早采取措施，去除病因。如抗感染、清除进入体内的毒物、颅内占位病变的去除、补充缺乏的维生素和营养物质等。病因已不存在或无法去除者，则宜采取有效措施，维持正常生理功能，消除精神障碍。

（一）谵妄

对于谵妄的治疗主要包括病因治疗、支持治疗和对症治疗。

1. 病因治疗　去除病因，积极治疗原发疾病。例如，抗感染、改善缺氧及电解质紊乱、避免使用高危药物等。

2. 支持治疗　一般包括维持水电解质平衡，适当补充营养，适当的环境控制以给患者充分的支持。

3. 对症治疗　针对患者的精神症状给予精神药物治疗。

美国老年医学会和美国外科医师学会 2014 年发布了术后谵妄预防和治疗的临床实践指南。该指南强调多组分非药物干预策略（预防）、健康教育、谵妄的病因评估、利用非阿片类药物优化疼痛管理，以及避免使用高危药物的重要性。

该指南推荐：

（1）多组分非药物干预策略：由跨学科团队为高危老年人指导实施，内容包括：早期移动和步行；避免躯体约束；周围环境的各种标识；睡眠；足够的氧气、液体和营养补充。

（2）健康教育：医疗人员、患者家属和其他照护者的教育。

（3）病因评估：确定和治疗导致谵妄的潜在器质性因素。

（4）利用非阿片类药物优化疼痛管理。

（5）避免使用高危药物：任何诱发谵妄的药物，如大剂量阿片类、苯二氮䓬类、抗组胺药、二氢吡啶类药物等；不使用胆碱酯酶抑制剂预防和治疗术后谵妄；苯二氮䓬类药物不宜作为治疗与谵妄相关的易激惹状态的一线治疗药；避免用苯二氮䓬类药物和抗精神药物治疗以精神运动减少症状为主的谵妄。

有证据支持但证据水平或潜在风险限制了推荐力度的干预措施包括：在尽可能短的时间内、以最低有效剂量使用氟哌啶醇、利培酮、奥氮平、喹硫平、齐拉西酮等抗精神药物，治疗极度激惹、痛苦、对自己或他人或两者造成潜在伤害的谵妄患者。

（二）神经行为障碍

法国物理与康复医学学会 2016 年发布的脑外伤后神经行为障碍的治疗指南，提供了脑外伤行为障碍药物治疗实施要点。

1. 首先对患者无害　优先考虑神经恢复,而不是症状治疗的有效性。如果可能,可以等待或者尝试非药物治疗(机构和/或心理治疗)。不管是药物治疗还是症状治疗,应尽量避免使用抗精神病药物和苯二氮䓬类药物。在可能的情况下优先使用可能促进神经恢复的药物。

2. 定制处方　确定主要目标症状(易怒、攻击、抑郁、冷漠等),以及能被单一药物治疗的其他任何功能障碍、症状或次要目标(情绪调节、焦虑、震颤、偏头痛、预防癫痫、高血压、肥胖、糖尿病、既往脑卒中、精神病史、排尿困难等)。不管目标症状如何,均应遵循以下原则:①选择一种通常耐受性良好的药物;②观察药物之间的相互作用;③考虑潜在的心血管风险;④从小剂量开始(脑外伤对精神药物的特殊敏感性);⑤缓慢增加剂量;⑥持续评估临床表现;⑦一次只用一种药物(单药治疗);⑧使用最低有效剂量。

3. 推荐药物

(1)在易怒、躁动不安或有攻击性的情况下,首选 β 受体阻滞剂(如普萘洛尔)。

(2)双相障碍(躁郁症)首选选择性 5- 羟色胺再摄取抑制剂(如舍曲林)治疗创伤后抑郁(伴或不伴焦虑)。

(3)使用抗精神病药物(例如:洛沙平)治疗急性攻击性危象,本药应在尽可能短的时间内使用,然后选择可替代的药物治疗或非药物治疗;只有在有精神疾病病史的情况下,才能长期使用抗精神病药物。首选非典型抗精神病药(第二代,例如奥氮平),因其副作用较小,特别是锥体外系副作用。

(4)冷漠可以根据个例情况,用金刚烷胺治疗。

(三)脑卒中后抑郁

1. 一般原则　脑卒中后抑郁的治疗应综合运用心理治疗、药物治疗和康复训练等多种治疗手段,以期达到最佳的治疗效果。所有脑卒中患者都应获得个体化的心理支持、健康教育等。药物治疗以缓解症状、提高生活质量和预防复发为目标。治疗剂量应个体化,初始剂量为最小推荐初始剂量的 1/4~1/2,缓慢增减;药物治疗要足量足疗程,在抑郁症状缓解后至少应维持治疗 4~6 个月以上,以预防复发。药物正规治疗后 4~6 周抑郁症状无明显改善,考虑请专科医师会诊。

2. 药物治疗

(1)选择性 5- 羟色胺再吸收抑制剂(selective serotonin reuptake inhibitors, SSRIs):为目前一线抗抑郁药,临床代表性的药物包括舍曲林、艾司西酞普兰、西酞普兰、氟西汀、氟伏沙明、帕罗西汀。

(2)5- 羟色胺去甲肾上腺素再摄取抑制剂(serotonin and noradrenaline reuptake inhibitors, SNRIs):代表药物有文拉法辛和度洛西汀。

(3)去甲肾上腺素及特异性 5- 羟色胺能抗抑郁剂(noradrenergic and specific serotonergic antidepressant, NaSSA):代表药物为米氮平。

(4)三环类抗抑郁剂(tricyclic antidepressant, TCAs):以阿米替林、丙咪嗪、氯米帕明、多塞平为代表药物。

(5)其他可用于 PSD 的药物:氟哌噻吨和美利曲辛复方制剂。

伴有严重焦虑的 PSD 患者,通常可联用 NaSSA 类抗抑郁药(如米氮平)或抗焦虑药物(如坦度螺酮);伴有睡眠障碍的 PSD 患者,可适当增加镇静安眠药(如苯二氮䓬或佐匹克隆等非苯二氮䓬镇静安眠药）治疗；伴有严重精神病性症状的患者，可联用非典型抗精神病药物（如奥氮平、阿立哌唑、喹硫平等）；伴有躯体化症状的患者，可酌情考虑对症治疗。但临床医师应注意药物与药物间的相互作用。

（吴东宇　张　旭）

第二节　重症精神障碍的康复干预

一、康复评定

对于神经行为障碍患者，应进行生物 - 心理 - 社会方面的评估。需要了解：患者的精神健康和 / 或药物滥用史；家族精神病史和一般病史，包括处方药和非处方药的使用情况；社会经历，包括受教育情况和职业史，以及家庭变故等。还需要了解：受伤或疾病情况，神经系统疾病的性质及其迄今为止的病程，对治疗的反应，以及神经行为症状的变化情况等信息。

体格检查应当包括床旁认知功能检查，可以利用相关的成套行为量表对特定的症状或疾病进行评估。

（一）谵妄评定方法

谵妄评定方法（confusion assessment method，CAM）是一种筛查谵妄的标准化工具。CAM 基于谵妄的 4 项核心症状：急性发作或症状波动、注意受损、思维不连贯、意识水平变化。有 3D-CAM（3 分钟就可完成的精简版）、CAM-ICU（ICU 谵妄评估表）、CAM-S（谵妄严重程度评估表）等版本。

（二）明尼苏达多项人格调查表第 2 版

明尼苏达多项人格调查表第 2 版（Minnesota multiphasic personality inventory，MMPI-2）适用于 18~70 岁的被试者，文化程度在小学毕业以上。MMPI-2 是一个在国际上用途广泛的人格测验量表。该表共包括 567 个自我报告形式的题目，分基础量表、内容量表和附加量表三大类，其中基础量表包括 10 个临床量表和 7 个效度量表。主要用于精神疾病的辅助临床诊断、心理咨询及心理治疗。

（三）艾森克人格问卷

艾森克人格问卷（Eysenck personality questionnaire，EPQ）有成人问卷和儿童问卷两种格式。艾森克人格问卷包括 4 个分量表：内外倾向量表（extraversion-introversion，代表字母为 E）、情绪性量表（neuroticism，代表字母为 N）、心理变态量表（psychoticism/tough-mindedness，代表字母为 P，又称精神质）和掩饰性量表（lie scale，代表字母为 L）。有男女常模。P、E、N 量表得分随年龄增加而下降，L 则上升。精神病患者的 P、N 分数都较高，L 分数极高，有良好的信度和效度。

（四）米隆临床多轴调查表

米隆临床多轴调查表（Millon clinical multiaxial inventory，MCMI）适用于 17 岁以上被试。MCMI 是跟 MMPI 类似的正误判断（true-false）人格问卷，共 175 项，由 20 个重叠的量表构成。该量表是根据米隆的人格理论编制的，并且与美国心理学会制定的《心理异常的诊断和统计手册》非常契合，可用于辅助诊断。

（五）通用数据元素

通用数据元素（common data elements，CDEs）由美国国立研究院及其他联邦机构共同支持开发。CDEs 可以对患者进行多方面的评估：认知、行为和参与。CDEs 也可记录急性脑外伤特征、结构成像结果、治疗经过以及并发症的情况等。

（六）神经 - 生活质量量表

神经 - 生活质量量表（quality of life，neuro-QOL）同样是美国国立研究院支持开发的，包括 8~9 项评估。从患者的角度评估：日常功能、社会参与、应用认知（如日常记忆力）、行为以及心理健康（如抑郁）等。

另外，神经影像、脑电图、诱发电位等也可以用于神经行为的评估。

（七）创伤后应激障碍症状自评量表

创伤后应激障碍症状自评量表（post-traumatic stress disorder self-rating scale，PTSD-SS）为自评量表，由 24 个条目构成，分为主观评定、反复重现体验、回避症状、警觉性增高和社会功能受损 5 个部分。每个条目根据心理感受分为没有到很重 0~5 级评定，将各个条目分数累加得出 PTSD 分数，得分越高应激障碍越重。有较好的信度、效度及灵敏度。

（八）PSD 的评定

常见的评定量表有汉密尔顿抑郁量表（Hamilton depression scale，HAMD）、Zung 自评抑郁量表（self-rating depression scale，SDS）、Beck 抑郁自评量表（Beck depression inventory，BDI）以及汉密尔顿焦虑量表（Hamilton anxiety scale，HAMA）等。需要注意的是，部分筛查量表中含有躯体症状条目，而脑卒中本身可导致躯体功能受损及失眠等障碍，应注意鉴别。

二、康复治疗

器质性精神障碍患者的康复涉及个体、家庭和社会三个层面，另外，患者所处的环境也值得关注，后者可以促进行为干预或调整环境以减少激越、攻击性等行为。

（一）应用行为分析

应用行为分析（applied behavior analysis，ABA）最早由美国的洛瓦斯教授应用于自闭症儿童的治疗。ABA 将目标任务（即教学的知识、技能、行为、习惯等）按照一定的方式和顺序分解成一系列较小的或者相互相对独立的步骤，然后采用适当的强化方法，按照任务分解确定的顺序逐步训练每一个小步骤，直到患者掌握所有步骤，最终可以独立完成任务，并且在其他场合下能够应用其所学会的知识、技能。

1. ABA 的基本原理　①行为改变原理：通过改变外部诱因（刺激）可以改变人的行为。②刺激 - 反应理论：包括反应性条件反射论，在行为训练（学习）中，进行强化刺激的做法会产生条件反射。③操作性条件反射论：一个人的行为并非单纯是刺激的反应，往往行为是根据他人的反应，而加强他是否去发展此行为。ABA 的目的是建立适应性（正性）行为，减少不适应（问题）行为。在实践中操作行为的改变主要包含以下步骤：①安排情境（一个行为发生之前的场景和其他事情）；②控制结构（行为发生之后的结果）；③改变或调整三个元素中的一项或两项。

2. 功能行为评估　是 ABA 的重要前提。行为评估是为了了解患者，发现问题所在，对可观察行为进行系统、综合的描述和评价，为进一步制订干预方案提供依据，并对干预效果进行评价。

（二）认知行为疗法

认知行为疗法（cognitive behavioral therapy，CBT）是通过解释使求治者改变认识，得到领悟而使症状得以减轻或消失，从而达到治病目的的一种心理治疗方法。良好的康复效果与患者和家属的积极参与是密不可分的，鼓励家属陪伴与亲友探视，有助于形成良好的家庭氛围，并给予患者更多的关心与照顾，缓解患者的压力，减轻患者的负担；同时利用护士本身这一重要的社会资源，启发、鼓励患者保持乐观情绪，引导患者发泄消极情绪，促进患者身心健康。

（三）创新疗法

1. 神经反馈疗法　是借助于脑电生物反馈治疗仪将大脑皮层各区的脑电活动节律反馈出来，并对特定的脑电活动进行训练，通过训练选择性强化某一频段的脑电波以达到预期的治疗目的。该疗法将患者暴露在可延展的实时环境中，同时显示大脑活动（主要是脑电图显示），训练患者调节创伤后应激障碍相关的脑功能障碍。初步研究显示，使用神经反馈改变脑电波活动或功能性磁共振成像的连通性可以减轻创伤后应激障碍症状。

2. 经颅磁刺激（transcranial magnetic stimulation，TMS）　是一种非侵入性脑刺激技术，高频（$>1Hz$）主要是兴奋的作用，低频（$\leqslant 1Hz$）则是抑制的作用，通过双向调节大脑兴奋与抑制功能之间的平衡来治疗疾病。通过不同的强度、频率、刺激部位等，可以对同患者的大脑功能状况进行调节。TMS 可以治疗精神分裂症（阴性症状）、抑郁症、强迫症、躁狂症、创伤后应激障碍（PTSD）等精神疾病，其中对抑郁症的治疗在美国已经通过 FDA 的认证。前额叶背外侧皮质区（DLPFC）与边缘结构脑区高度相关，对抑郁症和情绪调节发挥着重要作用，是目前最常用的刺激靶点；另外，左侧颞顶叶皮层低频刺激可以减轻幻觉症状等。

3. 经颅直流电刺激（transcranial direct current stimulation，tDCS）　是一种非侵入性的，利用恒定、低强度直流电调节大脑皮层神经元活动的神经调控技术。阳极刺激通常使皮层增强兴奋性提高，阴极刺激则降低皮层的兴奋性。通过电极尺寸和定位、电流强度、刺激持续时间、每天的刺激序列数量以及刺激序列间隔等，可以产生不同的生理影响。研究表明，选取前额叶皮层作为刺激区域，通过调节皮层兴奋性来治疗抑郁症，能够有效缓解抑郁症状和改善受损的认知功能，疗效明显且持久稳定。

（四）传统医学治疗

1. 针灸治疗　补充与替代疗法在精神障碍类疾病中应用越来越多。其中，针灸疗法的报道较为广泛，如头针、电针、耳针等。荟萃分析发现：与对照组相比，针灸治疗改善 PTSD 症状有明显的短期疗效和长期疗效。

已有大量关于针灸疗法治疗 PSD 的研究发表，结果表明：针灸疗法用于治疗 PSD 安全有效；针灸疗法用于治疗 PSD 的效果等同氟西汀、舍曲林、阿米替林，且无副作用。

常取穴位：额中线、顶中线、额旁 2 线、颞后线、人中、印堂、百会、神门、内关、后溪、申脉、照海、太冲等。

2. 中药治疗　传统中药方剂亦在精神障碍类疾病中广泛应用。如现代药理研究表明，血府逐瘀汤（基本处方由当归、桃仁、柴胡、牛膝、生地、红花、川芎、赤芍、枳壳、桔梗、甘草等组成）结合西药能够快速缓解抑郁症状与上述机制有关。临床应用表明，单纯中药治疗脑外伤所致精神障碍疗效不如西药和中西药结合。中西药结合可以快速缓解情志症状，优于单纯西药治疗。

中药在抗抑郁的治疗方面应用更广。其中,南萼荮子、合欢花常作为单味中药治疗抑郁症;而在中药复方中,柴胡类方剂临床应用及研究更为广泛(如:疏肝解郁饮、越鞠丸、逍遥散等),柴胡、郁金、香附等为常用药对,具有疏肝解郁、理气安神之功效。在临床及研究中,单用中药或联合西药对抑郁症都能取得较好的治疗效果。目前,已形成中药制剂(代表药物有乌灵胶囊和疏肝解郁胶囊)在临床中广泛应用。

(五)音乐治疗

音乐治疗作为一种有效、无副作用的治疗手段,在保证稳定药物治疗的基础上,对于帮助患者改善总体精神状态,控制患者的精神病性症状,减少负性症状,改善社会功能,增强患者的表达,使患者能与人更好的接触,适应社会环境等方面确实有一定的作用。有学者根据宫、商、角、徵、羽5种民族调式音乐的特性与五脏五行的关系来选择曲目进行治疗。

(六)环境干预

重症监护病房(ICU)为每一位需要生命监测和支持的患者提供服务。不少患者住进ICU后,由于ICU特殊的治疗环境,使得患者对环境不适应,往往产生恐惧、焦虑甚至思维紊乱等一系列精神障碍现象。其原因有:①仪器设备的影响,监测仪对患者心理的影响,可引起恐惧焦虑感、卧位不适感、拥挤压力感和视觉刺激感,同时因为患者的活动受限制,使不适感增加,并影响患者的休息和睡眠。②噪声的影响,ICU病房内存在30余种声响,如脚步声、说话声、咳嗽声、流水声、电话铃声、开关门窗声、仪器运转声等。这些噪声强度可达45~80分贝,而超过60分贝就会使交感神经兴奋性增强,心率加快、血压升高,同时降低对疼痛的耐受阈值,使患者烦躁不安,产生较强的压力感和焦虑感,导致心理紧张、抑郁、头痛、幻觉、入睡困难、昼夜睡眠节律倒转等。③危重及抢救患者多,特殊治疗及护理多。ICU病房床单位的空间狭小,床铺固定,移动困难,床单位设计摆放及仪器设备放置不合理,患者个人空间受到侵犯,隐私权被剥夺等,很容易造成患者心情不愉快。特别是目击了同病房患者的死亡,更易产生严重的精神心理压力。④光线的影响,光线能影响患者的心理变化。患者需要充足的阳光,但光线过强并直接照射患者有可能使患者过度兴奋,耀眼刺目的光线使人眼花缭乱、心神不安;光线太弱,如病房阴暗,会使人感到沉闷、压抑、忧愁及恐惧。⑤环境封闭,信息缺如,ICU病房为控制感染的发生而限制探视,患者与亲友隔离,极易产生分离性焦虑,患者感到孤独、寂寞、举目无亲。另外,ICU病房内气氛严肃,医护人员忙于各种救护处置,无暇与患者进行充分交流,使患者得不到外界的相关信息;有些患者则由于气管插管及气管切开不能与医护人员交流,均可导致信息缺如而产生孤独、恐惧、忧郁、厌世等消极情绪反应。⑥睡眠剥夺,由于抢救、治疗、护理等,使患者睡眠被迫减少,产生心理变化。

采取的干预措施:改善ICU的环境,减少不良刺激。①仪器设备应摆放整齐,位置合理。暂时不用的仪器设备摆放应尽量避开患者的视线,避免给患者带来不良的心理刺激。根据病情需要分室安置患者或增加单间的设置,两患者床位之间最好用屏风或挂帘隔开,以保护患者的个人空间和隐私权不受侵犯,同时减少患者之间及其因多种治疗抢救造成的相互干扰,可避免抢救处置给病友心理带来的消极影响。②减少ICU产生的各种噪音,使各种声响宜控制在40分贝以下。使患者逐渐习惯于ICU内有节奏及例行的声响,尽快适应ICU的环境。③改善病房照明设计,夜间除非必需外,应降低病房的照明度,光线应使用柔和光线,不要直接对着患者的眼睛,尽量保持患者白天清醒,夜晚睡眠,为患者创造一个良好的休养环境。④适当放宽探视制度或实行弹性探视制度,减少患者的孤独感和隔离感。

三、康复护理

精神障碍患者由于受精神症状的影响出现伤人或自伤甚至自杀的行为,同时患者由于自知力受损可能导致治疗依从性差;另一方面由于行为的改变导致自我照护能力缺陷、社交能力下降,明显影响其社会功能。需要护士根据患者的具体情况,制订个性化的护理方案,通常要从以下几个方面提供护理。

(一)基础护理

包括个人卫生、饮食护理、睡眠护理等。

(二)用药护理

由于其用药的特殊性,给药要做到"送药到手,看服到口、咽下再走",必要时还要检查患者两腮及舌下。另外,对常见药物的副作用进行针对性护理。

(三)安全护理

患者常常由于自知力受损,或受精神症状的支配,可出现暴力、冲动行为,威胁自身及周围环境安全,最严重的是自杀、自伤、伤人、走失等意外事件。应注意:

1. 环境设施安全　门窗、病房设施、电源等。

2. 物品安全　不得随身携带任何危险品;必须使用但有可能带来危险的物品,如剃须刀、指甲剪、自备药、手机充电器等,必须由护士统一保管,需要时由护士监督使用,用后及时收回。

3. 患者的安全　掌握病情,预防为主,加强巡视,恰当使用约束等。

(四)对症护理

对于患者出现的幻觉、妄想等症状,护士要用恰当的方式应对,避免与患者争执幻觉、妄想的内容;对待患者的症状的态度应该是理解和接纳。

(五)心理护理

运用语言、表情、行为向患者施加积极的心理影响。可以采用解释与指导、鼓励与安慰、保证与支持、教育及疏导等方法。

(六)护患人际冲突的处理

以预防为主,注意自我保护,控制冲动,必要时适当示弱,进行事后处理。

四、预防

由于谵妄通常是由多种易感因素和促发因素共同作用的结果,预防谵妄也应针对多种危险因素进行干预。

(一)多组分非药物干预策略

1. 环境和治疗活动　提供照明、标志、日历、时钟;对患者进行时间、地点、人物、角色再定向;进行认知刺激活动(例如回忆);促进家人、朋友的定期访问。

2. 补足液体　鼓励患者喝水,必要时考虑静脉输液;对伴有液体平衡合并症的患者(如心衰、肾功能衰竭)应寻求治疗建议。

3. 早期活动　鼓励术后早期活动,经常走动;随时在附近放置助行器(手杖、助行器);鼓励所有患者进行积极的运动训练。

4. 进食辅助　遵循一般营养指南,必要时向营养师寻求建议;佩戴合适的假牙。

5. 视觉和听觉　治疗可逆的损害；确保助听器和视觉辅助工具可供需要的人使用。

6. 改善睡眠　尽可能避免在睡眠中进行医疗或护理操作；服用药物是避免干扰睡眠；减少夜间噪音。

7. 预防感染　寻找和治疗感染；避免不必要的导管置入；实施感染控制程序。

8. 疼痛管理　评估疼痛，尤其是对存在沟通困难的患者；对已知或疑似疼痛的患者进行监测疼痛管理。

9. 缺氧的治疗　评估患者的血氧饱和度以及是否存在缺氧。

10. 精神药物治疗方案　查看药物类型和剂量列表。

在 ICU 呼吸机治疗患者中，每天唤醒（awaken）和自主呼吸试验（breathing trial）、选择（choice）合适的镇静镇痛药物、谵妄监测（delirium monitoring）和早期下床活动（early mobilization and exercise），简称为 ABCDE，可有效预防和发现谵妄，改善患者预后。

（二）药物方案

由于无可靠证据表明药物或联合非药物的预防策略可以减少成年患者谵妄的发生率和持续时间，因此不做推荐常规用抗精神病药预防术后谵妄。

（三）术后患者的预防

大多数涉及使用不同类型镇静或麻醉药物的围术期措施都不能有效地降低谵妄的发生率。围术期严格控制血糖水平和输血可能对预防谵妄发生有益；也有证据显示利用双谱指数监测麻醉深度可以减少谵妄的发生。

五、预后

谵妄症状的转归与患者的基础疾病、平时健康状况等相关。其预后与转归包括以下三种：①不少患者在短期内（如一周内）会恢复正常，通常对病中情况不能完全回忆。②并发其他疾病或造成功能损害。③谵妄引起的死亡率较高，研究结果显示其死亡率为22%~76%。

一般认为急性器质性精神障碍病程短，如果及时、正确处理，可于 1~2 个月内恢复。精神症状如果持续时间长，则病程多迁延，如外伤性神经症和外伤性综合征可持续多年，但经过适当治疗仍有可能痊愈。外伤性痴呆和人格改变预后较差。

脑卒中后几天内抑郁发作多可自行缓解；数周或数月后发生抑郁很难自发恢复。PSD 对脑卒中预后的影响：PSD 会严重损害患者的日常生活能力，在相似的脑卒中程度下，PSD 较非 PSD 患者的日常生活能力显著下降，且表现出更严重的残疾程度；PSD 可能加重脑卒中患者认知功能的损害；多项研究发现，PSD 增加脑卒中患者的自杀观念以及短期和长期的致死率。

（吴东宇　李世英　许晓冬　张　旭）

参 考 文 献

［1］Grant S, Colaiaco B, Motala A, et al. Acupuncture for the Treatment of Adults with Posttraumatic Stress Disorder: A Systematic Review and Meta-Analysis［J］. J Trauma Dissociation, 2018, 19（1）: 39-58.

［2］Lefaucheur JP, André-Obadia N, Antal A, et al. Evidence-based guidelines on the therapeutic use of repetitive transcranial magnetic stimulation（rTMS）［J］. Clin Neurophysiol, 2014, 125（11）: 2150-2206.

［3］ Lefaucheur JP, Antal A, Ayache SS, et al. Evidence-based guidelines on the therapeutic use of transcranial direct current stimulation（tDCS）［J］. Clin Neurophysiol, 2017, 128（1）: 56-92.

［4］ Levin H. France establishes guidelines for treating neurobehavioral disorders following traumatic brain injury ［J］. Ann Phys Rehabil Med, 2016, 59（1）: 74-77.

［5］ Jaillette E, Girault C, Brunin G, et al. Guidelines for the pharmacologic treatment of neurobehavioral sequelae of traumatic brain injury［J］. J Neurotrauma, 2006, 23（10）: 1468-1501.

［6］ Nabavi SF, Turner A, Dean O, et al. Post-Stroke Depression Therapy: Where are we Now?［J］Curr Neurovasc Res, 2014, 11（3）: 279-289.

［7］ Plantier D, Luauté J, SOFMER group. Drugs for behavior disorders after traumatic brain injury: Systematic review and expert consensus leading to French recommendations for good practice［J］. Ann Phys Rehabil Med, 2016, 59（1）: 42-57.

［8］ Shalev A, Liberzon I, Marmar C. Post-Traumatic Stress Disorder［J］. N Engl J Med, 2017, 376（25）: 2459-2469.

［9］ Shi Q, Presutti R, Selchen D, et al. Delirium in acute stroke: a systematic review and meta-analysis［J］. Stroke, 2012, 43（3）: 645-649.

［10］ Wade DM, Howell DC, Weinman JA, et al. Investigating risk factors for psychological morbidity three months after intensive care: a prospective cohort study［J］. Crit Care, 2012, 16（5）: R192.

［11］ Wiart L, Luauté J, Stefan A, et al. Non pharmacological treatments for psychological and behavioural disorders following traumatic brain injury（TBI）. A systematic literature review and expert opinion leading to recommendations［J］. Ann Phys Rehabil Med, 2016, 59（1）: 31-41.

［12］ 王少石, 周新雨, 朱春燕. 卒中后抑郁临床实践的中国专家共识［J］. 中国卒中杂志, 2016, 11（8）: 685-693.

［13］ Zasler ND, Martelli MF, Jacobs HE. Neurobehavioral disorders［J］. Handb Clin Neurol, 2013, 110: 377-388.

［14］ 张良, 郑东, 林建荣, 等. 血府逐瘀汤治疗脑外伤所致抑郁的临床研究［J］. 成都中医药大学学报, 2012, 35（4）: 22-24.

［15］ 张莉芳, 燕铁斌, 尤黎明. 脑卒中后抑郁障碍程度测评工具研究进展［J］. 中国康复医学杂志, 2014, 29（4）: 386-390.

［16］ 张优琴, 沈佳莹, 姜炳辰, 等. 中药治疗抑郁症的临床研究进展［J］. 海军医学杂志, 2018, 39（4）: 382-386.